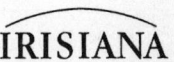

Saul Goodman

Shiatsu

Ein praktisches Handbuch

Aus dem Amerikanischen
von Clemens Wilhelm

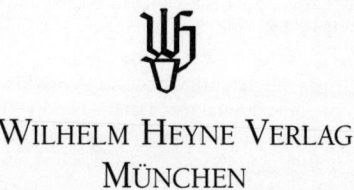

WILHELM HEYNE VERLAG
MÜNCHEN

IRISIANA BEI HEYNE
Herausgegeben von Michael Görden

13/9844

Die amerikanische Originalausgabe erschien unter dem Titel
SHIATSU PRACTITIONER'S MANUAL

Umwelthinweis:
Dieses Buch wurde auf chlor- und
säurefreiem Papier gedruckt.

Taschenbucherstausgabe 4/2000
Copyright © der deutschsprachigen Ausgabe 1990
by Heinrich Hugendubel Verlag, Kreuzlingen/München
Wilhelm Heyne Verlag GmbH & Co. KG, München
http://www.heyne.de
Printed in Germany 2000
Umschlaggestaltung: Atelier Bachmann & Seidel, Reischach
Umschlagabbildung: Christopher Bissell/Tony Stone, Bilderwelten, München;
Jack Fansson/Premium, Düsseldorf
Innenfotos: Chris John
Innenillustrationen: Susan Ure Reid
Satz: Schaber Satz- und Datentechnik, Wels
Druck und Bindung: Ebner Ulm

ISBN 3-453-17357-0

*Dieses Buch und seine Kraft widme ich
meinem Vater, Lehrer
und Freund Henry Goodman.*

*Mein Dank gilt den vielen Menschen,
die in verschiedener Weise zur Entstehung
dieses Buches beigetragen haben.*

SAUL GOODMAN

Inhalt

Vorbemerkung des Verfassers

Es wird viel darüber spekuliert, wie und wann Shiatsu entstanden ist. Manche behaupten, daß es 5000 Jahre alt ist; andere sagen, daß es erst vor 100 Jahren entwickelt wurde. Wer sich aber der Essenz des Shiatsu zu nähern beginnt, erkennt, daß es zeitlos ist. Der Ursprung des Shiatsu ist in der Ordnung der Natur selbst zu suchen, die sich hier in einer fundamentalen menschlichen Geste des Gebens und Nehmens ausdrückt. Diese Ordnung ist nichts anderes als der Prozeß der Schaffung von Gleichgewicht, der die Grundaktivität allen Lebens ist. In diesem Sinne »ereignet« sich Shiatsu mechanisch in der Umgebung, in der Energiebilanz der tierischen, pflanzlichen, elementaren und energetischen Welt und in allen Sphären des menschlichen Lebens. Es ereignet sich fortwährend im Säuren-Basen-Gleichgewicht unseres Körpers, in der Wärmeregulation, in der Regelung der Zahl der roten und weißen Blutkörperchen, in der Steuerung des Zucker- und Hormonspiegels usw. Es ereignet sich in unserem Empfinden und Denken, aber auch sozial und ideologisch.

Wenn in der Umwelt dieser Prozeß behindert oder aus dem Gleichgewicht gebracht wird, erzeugt die Natur in einer Ausgleichsbewegung einen entgegengesetzten Reiz. Dies kann in Form eines Erdbebens, Vulkanausbruchs, Sturms, einer Luftdruckänderung oder eines Temperaturwechsels geschehen. In unserem menschlichen Leben läuft dieser Prozeß ganz analog ab, damit wir unsere Form und Funktion in unserer Lebensumwelt aufrechterhalten können. Wenn wir in irgendeiner Weise aus dem Gleichgewicht geraten, tritt ein

Reiz in der entgegengesetzten Richtung auf. Wenn uns z. B.
Schwäche befällt, tritt eine Situation ein, die uns Kraft gibt.
Die Natur arbeitet nach dem Prinzip von Anziehung und Ab-
stoßung. Was auf uns zukommt oder von uns ausgeht, ist das
Ergebnis des Zustandes, den wir bewußt oder unbewußt
durch unsere Art zu leben erzeugen. Diese Bewegung und
Tendenz zur Gleichgewichtserhaltung kann sich in einer un-
erschöpflichen Vielfalt von Formen manifestieren. Sie tritt im
Reich der Gesundheit in unterschiedlichen Graden auf, als
Erkältung, Grippe, Nierensteine, Krebs usw. Sie tritt auf im
alltäglichen Leben als Liebesbeziehung, Partnerschaft, finan-
zieller Erfolg oder Mißerfolg, Verletzung oder Unfall. Im
Grunde sind alle diese Formen aber nichts als Energieüber-
gänge zur Erzeugung von Harmonie, die der Grundzustand
unseres Universums ist.

Als Menschen besitzen wir die einzigartige Fähigkeit, über
das »Wie« dieser Ausgleichsbewegung entscheiden zu können. Die Entwicklung unserer Urteilsfähigkeit ist nichts
anderes als die Steigerung unserer Entscheidungskraft zur
Herbeiführung eigener Entschlüsse, so daß wir in unserem
Leben nicht mehr die Sklaven unbewußter Entscheidungen
sind.

Die Kunst des Shiatsu, das zur Schaffung eines Ausgleichs
unserer Energien praktiziert wird, ist dem Menschen eingeboren. Wir setzen dabei unsere Hände als Instrument unseres Herzens und als Ausdruck unseres Mitgefühls ein. Weil
diese Fähigkeit aber ganz allgemein ist, hat jeder die Fähigkeit, wirksam Shiatsu auszuüben. Die Lehrerfahrung hat dies
bestätigt. Shiatsu verbindet uns mit etwas Lebensessentiellem
und ist die Basis unserer Gesundheit und unseres Wohlbefindens. Die Absicht dieses Handbuchs ist es, jedermann zu
helfen, sein Shiatsu zum Vorschein zu bringen.

Ein weiteres Thema, das sich wie ein roter Faden durch
dieses Buch hindurchzieht, hängt mit den Erfahrungen zu-

sammen, die ich als Lehrer und Anwender des Shiatsu gesammelt habe. Es ist dies die Erkenntnis, daß sich mit dem Wandel der Zeiten auch die Bedeutung und Anwendung dieser wunderbaren Kunst gewandelt hat. Die Anwendung von Shiatsu hat mich die intimen Zusammenhänge zwischen Körperkontakt und unserer gesamten menschlichen Erfahrung erkennen lassen. Die klinischen Anwendungen des Shiatsu, die überwiegend in China und Japan entwickelt und miteinander verglichen wurden, sind inzwischen gut erforscht und dokumentiert. Mit diesem Buch möchte ich die Bedeutung des Shiatsu um die Anwendung als Instrument zur persönlichen und gesellschaftlichen Transformation erweitern.

Das Geben wie das Empfangen von Shiatsu hat tiefgreifende Wirkungen auf uns selbst, unsere Freunde, unsere Klienten und die Umwelt. In der Zukunft würde ich es gerne in die natürliche Erziehung unserer Kinder und als Heilmittel für den Laien innerhalb der Familie eingeführt sehen. Die Menschheit selbst ist auch ein Energiesystem innerhalb des Universums, und der Gleichgewichtszustand dieses Systems ist für die ganze Natur bedeutsam. In unserer heutigen Zeit, da das »System« Menschheit verzweifelt um Harmonie ringt, kommt der Anwendung einer unserer natürlichsten Qualitäten, dem Shiatsu, ganz wesentliche Bedeutung zu.

Saul Goodman

1 Einleitung

Shiatsu im Westen

In den letzten fünfzig Jahren sind viele Heilverfahren östlichen und traditionellen Ursprungs in unsere westliche Gesellschaft eingedrungen. Naturheilverfahren wie Akupunktur, Kräuterheilkunde und naturgemäße Ernährung finden heute in der westlichen Welt immer breitere Akzeptanz und regelmäßige Anwendung. Unter diesen Praktiken ragt die Shiatsu-Massage als praktisches, einfaches und gleichzeitig wirksames Verfahren heraus.

Wörtlich übersetzt bedeutet Shiatsu Finger- oder Daumendruck. Das bedeutet, daß durch Druckanwendungen verschiedene Reaktionen und Veränderungen in den Körperfunktionen des Klienten ausgelöst werden.

In der Praxis wird eine Vielzahl von Klopf, Dehn-, Roll- und Knetverfahren angewandt. Druck kann auch mittels des Unterarms, der Ellbogen, der Handflächen, der Füße und Knie ausgeübt werden.

Nach einer Shiatsu-Behandlung fühlt man sich leichter, ausgeglichener und gelassener. Die Körperfunktionen sind harmonisiert, und der Betreffende fühlt sich revitalisiert. Vielfach wird der Schlaf tiefer und erholsamer, so daß auch das gesamte Schlafbedürfnis sinken kann. Symptome wie Steifheit, Kopfschmerzen, Mattigkeit und Rückenschmerzen verschwinden vielfach, während sich die Klarheit und Spontaneität des Denkens verbessert.

Unfruchtbarkeitsprobleme, Haltungsfehler und emotionale Probleme lassen sich häufig mit Shiatsu positiv beeinflussen,

da es die Primärsysteme und -funktionen des Körpers bei der
Wiederherstellung ihrer normalen Ausgleichsaktivitäten und
Umsatztätigkeit unterstützt.

Die Wirkungsweise von Shiatsu

Grundlage des Shiatsu ist die Prämisse, daß Körper und
Geist, die eine Funktionseinheit bilden, aus Energie* entstanden sind und durch Energie erhalten und auch tätig werden.

Energie zirkuliert durch den Körper längs ganz bestimmter
Bahnen, die man *Meridiane* nennt. Längs der Meridiane befinden sich *tsubo* genannte Punkte; dies sind Punkte, an
denen sich die elektromagnetische Energie konzentriert. Ein
Tsubo könnte man mit einem Vulkan vergleichen, in dem
Energie tief aus dem Innern der Erde an die Oberfläche steigt
und freigesetzt wird. In ganz ähnlicher Weise sind Tsubos
Stellen, an denen die Energie besonders aktiv ist und in Aus-
tausch mit der Umgebung tritt. Beim Shiatsu erlebt man
Tsubos als Punkte mit Breite und Tiefe, die auf die Berührung
des Ausübenden reagieren. Bei der mehr technischen Praxis
der Akupunktur befinden sich Tsubos an ganz bestimmten
Punkten längs einer Reihe traditioneller Meridiane (siehe
Abb. 1).

Beim Shiatsu können Meridiane sehr lang sein, und
Tsubos können sich an jeder beliebigen Stelle des Körpers befinden. Dies ist deshalb möglich, weil der Körper als Ganzes
eine Manifestation von Energie ist und weil die Ausübung
von Druck an irgendeiner beliebigen Stelle der Hautoberfläche stets die vielfältigen Energiesysteme des Körpers beein-

---

* In der östlichen Medizin wird die Energie *ki* oder *chi* genannt. Dies wird meist
mit *Lebenskraft* übersetzt. Die Ausdrücke *Energie* und *Lebenskraft* werden im
Text unterschiedslos benutzt.

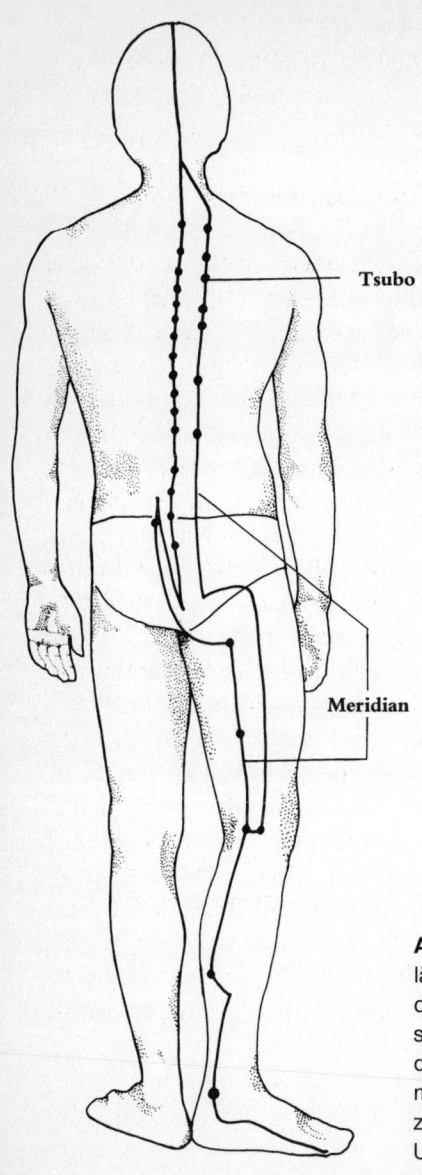

Tsubo

Meridian

flußt. Die wissenschaftliche Forschung hat gezeigt, daß die Meridiane und Tsubos in einer sehr engen Beziehung zu den Körperorganen und Lebenssystemen stehen. Man hat festgestellt, daß diese Energien im richtigen Umfang zur Verfügung stehen müssen und grundlegende Bedeutung für alle Körperfunktionen haben.

Wenn in einem Körperorgan oder -system ein Ungleichgewichtszustand eintritt, wird er über die zugehörigen Meridiane, Tsubos und Zweige des Nervensystems zur Oberfläche geleitet. Dies kann sich in den entsprechenden

Abb. 1 Energie kreist im Körper längs eines Netzes von Kanälen, die man *Meridiane* nennt. Tsubos sind Stellen längs dieser Meridiane, an denen sich Energie sammelt und durch die ein Austausch zwischen dem Körper und der Umwelt bewirkt wird.

Bereichen als Schmerz oder Steifheit, aber auch als Rauheit, Temperaturveränderung oder Verfärbung der Haut äußern. Es können auch Taubheitsgefühle oder Bewegungseinschränkungen der Extremitäten auftreten. Diese Symptome, die häufig als Unpäßlichkeiten betrachtet und in der Regel symptomatisch behandelt werden, sind in Wirklichkeit wichtige Signale oder Warnhinweise auf Stagnations- und Ungleichgewichtsprozesse im Körper. Durch geeignete Manipulationsverfahren kann ein Stimulations- oder Regelungseffekt an das betreffende Organ rückgekoppelt werden. Die Techniken, die zur Erzeugung einer Stimulierung dienen, heißen *tonisierend,* während diejenigen, die dem Abbau von Energieüberschüssen dienen, *sedierend* genannt werden. Entsprechende Manipulationen an den jeweiligen Meridianen, Punkten oder Bereichen tragen zu einer Reorganisierung des gesamten Energiefeldes des Körpers bei und schaffen Gleichgewicht. Dies führt zu einem Abklingen oder Verschwinden des Schmerzzustandes und seiner Symptome.

Nach dem traditionellen ganzheitlichen Ansatz sind Störungen der leibseelischen Funktion eine Konsequenz der Lebensweise eines Menschen; hierunter ist die Gesamtsumme der Denk-, Ernährungs- und Verhaltensgewohnheiten und auch der persönlichen Lebensperspektiven zu verstehen. Die Shiatsu-Behandlung kann das Energiegleichgewicht wiederherstellen; wenn aber der Betreffende die Lebensgewohnheiten nicht aufgibt, die für die Gesundheitsstörungen verantwortlich sind, wird er auch in Zukunft mit solchen oder noch gravierenderen Problemen zu tun haben. Wenn der Betreffende dagegen bereit ist, diese schädlichen Gewohnheiten aufzugeben, kann Shiatsu eine außerordentliche Hilfe bei der Verbesserung und Schaffung einer guten Gesundheit sein.

Nach der Behandlung wird der Anwendende häufig weitere Ratschläge erteilen, die für die Förderung einer guten Gesundheit und die Vermeidung eines möglichen Wiederauftretens des ursprünglichen Problems hilfreich sind. Diese Empfehlungen beruhen auf der Grundlage seines Wissens und seiner Erfahrung hinsichtlich der Körperfunktionen und der Möglichkeiten, diese positiv zu beeinflussen. Hierzu gehören u. a. diätetische Ratschläge und Empfehlungen zur Lebensführung sowie korrigierende Übungen, die den Nutzen der Behandlung erhöhen. Im Einklang mit dem Geist aller traditionellen Naturheilverfahren wird der Betreffende ermuntert, selbst die Ursache und Bedeutung seiner Probleme zu entdecken.

Begegnung von Tradition und Moderne (oder Ost und West)

Das Eindringen von Shiatsu und Akupunktur in die westliche Welt wurde von der wissenschaftlichen und ärztlichen Gemeinde mit Skepsis aufgenommen. Die Idee von Meridianen, die Verbindungslinien im Körper bilden, und von unsichtbaren Energien, die durch keinerlei -metrie oder -graphie nachgewiesen werden konnten, schien recht abstrus. Diese Auffassung wurde durch die gängige Überzeugung gestützt, nach der alles, was man nicht sehen, berühren oder messen kann, nicht wirklich sein kann (selbst wenn man es fühlen kann!). Die Vorstellung, daß ein Problembereich des Körpers sowohl lokal als auch durch Manipulation entfernter Punkte behandelt werden könnte, die mit diesem Bereich durch unsichtbare Energienetze verknüpft sind, schien völlig ausgeschlossen. Man wollte nicht glauben, daß Zustände wie Verstopfung, Ohrensausen, Lähmungen, Zahnschmerzen usw. durch Punkte, die sich peripher an den Armen, Händen, Beinen und Füßen befinden, behandelt werden könnten. Betäubung ohne Narkotikum, Beseitigung von Schmerzen links durch Manipulation der genau gegenüberliegenden

Stelle rechts, Anregung des Kreislaufs und der Atemfrequenz durch Auflegen der Hände – all dies galt einfach als »unwissenschaftlich«.

Damit ist der wesentliche Unterschied zwischen der modernen westlichen Lebensauffassung und der traditionellen alten östlichen Auffassung auf den Punkt gebracht. Im westlichen Denken wird der Mensch als getrennte Entität gegenüber der Natur aufgefaßt, und die Körperteile und ihre Funktionen werden für sich untersucht. Nach der traditionellen Auffassung wird der Mensch als integriert in die gesamte Umwelt verstanden und die Wechselwirkungen des Inneren mit dem Äußeren, des Biologischen mit der Umwelt berücksichtigt. Daraus ergibt sich eine vollständigere, zusammenhängendere Bewertung der Ursachen, Behandlung und Heilung einer Gesundheitsstörung. Wenn z. B. jemand Schmerzen im Knie hat, werden in der Schulmedizin nur die Anatomie und die Mechanik des Knies untersucht. Der Zustand des Gelenkknorpels wird geprüft, die Elastizität der Bänder und Sehnen wird getestet, die Stellung der Knochen wird untersucht. Wenn sich Flüssigkeit angesammelt hat, wird sie abgesaugt und ihre Menge und das Vorhandensein von Blut geprüft. Nicht selten schließt sich eine Serie von Behandlungen unterschiedlicher Belastung und Kosten für den Patienten an. Dies kann vom Gipsverband und physikalischer Therapie bis zu Spritzen oder der Einnahme von Cortison, Corticosteroiden und schmerzstillenden Mitteln reichen – also Behandlungen, die die Gefahr einer langfristigen Schwächung sowie von Nebenwirkungen und einer Schädigung des gesamten übrigen Organismus mit sich bringen. Wenn die Schmerzen, Verfärbung, Schwellung oder Degenerierung fortschreitet, kommen extremere Ersatzverfahren mit künstlichen, synthetischen, für den Organismus fremden Prothesen zum Einsatz. Die Ursache dieser Symptome aber bleibt in geheimnisvollem Dunkel, unerklärt und unbehandelt.

Das ganzheitliche traditionelle Verfahren besteht in der Abklärung der Ursache der Verletzung, Schwäche, Degenerierung oder sogar des Unglücksfalles durch Erkundung des ganzen Menschen und seiner Lebensweise. Es wird das innere Organ oder die innere Funktion erkundet, das bzw. die gestört sein könnte und zu einer Erkrankung des Knies oder eines anderen zugehörigen Körperbereichs geführt hat.

Die Hautfarbe des Betreffenden, die Sprechweise, der Körpergeruch und das äußere Auftreten werden sämtlich mit berücksichtigt. Den Ernährungsgewohnheiten kommt entscheidende Bedeutung zu, da die Nahrung direkt die Körperenergie schafft und die Organfunktionen und die Blutqualität beeinflußt. In der Regel werden die Probleme bereits durch einfache Manipulationen und durch eine Ernährungsumstellung beseitigt, beruhend auf der Grundlage einer Analyse des Gesamtbildes. Die Symptome klingen meist allmählich ab und verschwinden, so daß der Betreffende wieder gesund wird und zu Kräften kommt, und zwar ohne große physische, emotionelle oder finanzielle Belastungen und ohne dauernde Arbeitsunfähigkeit.

Als mit der Zeit die positiven Ergebnisse dieser ganzheitlichen Verfahren bekannt wurden, mußten die Kritiker zugeben, daß es zu funktionieren scheint. Man beharrt aber nach wie vor auf dem Standpunkt, daß man nicht wissen kann und nicht wissen wird, warum es funktioniert. Wir müssen uns aber darüber im klaren sein, daß wir sehr wohl wissen können, *wie* diese Verfahren funktionieren, jedenfalls dann, wenn sich unsere moderne Gesellschaft endlich von dem Dilemma und der Destruktion löst, die sie mit der heutigen Technologie geschaffen hat. Die traditionellen Verfahren sind vor Jahrtausenden entstanden, als das Wissen um und das Verständnis für diese Energie noch Allgemeingut war. Dieses Verständnis ist uns über einen sechsten Sinn zugänglich: Es ist die Intuition, die für die alten Völker die Grundlage ihrer ganzen Lebensführung war. Das heutige Denken neigt dazu, die Intuition als abergläubisch, unwissenschaftlich und damit wertlos abzuqualifizieren.

Die alten Völker aber haben mittels ihres intuitiven Verständnisses viele fortschrittliche Techniken in der Heilpraxis, der Architektur, der Landwirtschaft und Wissenschaft entdeckt und entwickelt.

Die Hände und was sie ausdrücken

Vieles an Shiatsu ist einzigartig. Anders als bei anderen Therapieformen ist hierfür kein Spezialwissen oder jahrelanges Studium notwendig. Man braucht keine Spezialgeräte, Maschinen oder Werkzeuge wie Nadeln, Messer oder Röntgengeräte. Der Shiatsu-Anwender benutzt das einfachste, grundlegendste Werkzeug des Menschen: seine Hände. Der Gebrauch der Hände ist eines der Hauptmerkmale, die den Menschen aus der animalischen Welt herausheben. Die Geschicklichkeit des Daumens, die strukturell einen Wendepunkt in der menschlichen biologischen Entwicklung markiert, ermöglicht es dem Menschen, seine Gedanken und Vorstellungen in die physische Wirklichkeit umzusetzen. Die Entwicklung der Zivilisation, der Architektur, Technik und Künste begann, als der Mensch die Fähigkeit entwickelte, seine Gedankeninhalte in die physische Realität umzusetzen.

Die Art, wie wir unsere Hände gebrauchen, enthüllt, was in unserem Herzen ist. In energetischer Sicht bildet das Herz das Gleichgewichtszentrum oder *Chakra** zwischen den phy-

---

* Chakras sind wichtige Energiezentren im Körper, die in einem Zusammenhang mit verschiedenen physischen, emotionalen, psychologischen Lebensäußerungs- und spirituellen Qualitäten stehen. Der Mensch hat sieben Chakras.

sischen Energien des Kreuzbeins und Unterleibs einerseits, die mit der Intuition zusammenhängen, und dem geistigen Bewußtseinszentrum des Mittelhirns andererseits (Abb. 2).

Die Hände sind energetisch und funktionell Betätigungsorgane des Herzens und verleihen sowohl unserer Intuition als auch unseren Bewußtseinsinhalten (oder demjenigen, was man rationales Denken nennen könnte) äußeren Ausdruck.

Man ersieht daraus, daß die menschliche Entwicklung mit der Fähigkeit, die Hände, insbesondere den Daumen zu benutzen, zusammenfällt. Der Mensch, der ein Geschöpf höheren Bewußtseins und höherer spiritueller Wahrnehmung ist, kann auch auf einer feineren Wellenlänge kommunizieren. Daher entwickeln wir, indem wir uns durch die Hände ausdrücken und ihren Gebrauch weiterentwickeln, auch unser spirituelles Menschsein weiter.

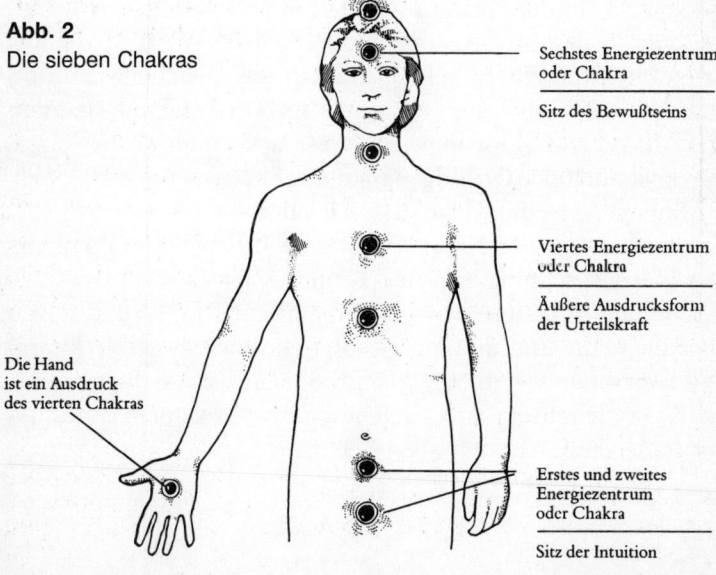

Abb. 2
Die sieben Chakras

Sechstes Energiezentrum
oder Chakra

Sitz des Bewußtseins

Viertes Energiezentrum
oder Chakra

Äußere Ausdrucksform
der Urteilskraft

Die Hand
ist ein Ausdruck
des vierten Chakras

Erstes und zweites
Energiezentrum
oder Chakra

Sitz der Intuition

Kontinuität des Lebens

Vor kurzem wurde entdeckt, daß nicht nur alles organische Leben (tierisch, pflanzlich; Viren, Eiweiße, Pilze usw.) vollständig miteinander vernetzt ist und durch die Aufnahme, Nutzung und unaufhörliche Abgabe von Energie bedingt ist, sondern daß dieselben Bedingungen auch für die anorganische Welt der Elemente, Atome, Protonen, Neutronen und Elektronen gelten. Ohne diese unsichtbaren Energien gäbe es keine physikalischen Erscheinungen. Sie sind der notwendige Hintergrund der materiellen Welt. Dies läßt sich heute mit einem speziellen photographischen Verfahren belegen, der sog. Kirlian-Photographie, mit der diese unsichtbaren Energien aufgezeichnet und sichtbar gemacht werden können.

So entdeckt heute der Mensch des zwanzigsten Jahrhunderts, was in den alten Kulturen Allgemeingut war. Es fragt sich, warum in unseren heutigen Schulen gelehrt wird, daß unsere Vorfahren primitiv und kulturlos waren. In seiner wahren Bedeutung freilich bezeichnet das Wort »primitiv« Menschen mit einem Verständnis für das Gleichgewicht und die Harmonie mit der Natur, die ihr Denken und Handeln und ihre Lebensführung nach diesem Verständnis gestalten. Dies ist auch der Grundgedanke des Shiatsu.

Shiatsu ist eine Form der Gleichgewichtserzeugung, die Grundaktivität der Natur. Es ist eine Lebenshaltung auf der Basis tiefer Achtung und Anerkennung der Tatsache, daß alle Menschen und Tiere, aber auch die pflanzliche Welt, die Welt der Elemente und die Energiesphären miteinander verknüpft und voneinander abhängig sind. Shiatsu ist das Bekenntnis, daß die Schaffung von Gleichgewicht die gemeinsame und grundlegende Aktivität allen Lebens ist.

2 Energie hat eine Struktur

Energie hat eine Struktur

Bei ihrer Suche nach Ordnung und Harmonie hat unsere Gesellschaft nach und nach die Welt der Energie und ihre enge Verknüpfung mit allen Facetten unseres täglichen Lebens entdeckt. Dieses Bewußtsein ist tief in unser heutiges Leben eingedrungen und äußert sich auf allen Ebenen, von der Umgangssprache bis zu den Studien der Wissenschaft. »Energie« ist ein alltäglicher Begriff geworden, den heute viele Menschen gebrauchen, häufig ohne eine bewußte Beziehung zu dem Mechanismus herzustellen, den sie beschreiben. Bemerkungen wie »Ich habe keine Energie«, »Für etwas Energie aufbringen«, »Das kostet mich zuviel Energie« sind Standardfloskeln geworden.

Nach einem Jahrtausend der Theorien und Thesen, die die Vorstellung untermauern sollten, daß Energie und Materie verschiedene Dinge sind, erhärtet die Wissenschaft heute die alten Vorstellungen, daß beides letztlich dasselbe ist. Die Quantenphysik hat gezeigt, daß physikalische Phänomene Erscheinungsformen der Energie in unterschiedlichen Aktivitätsstufen sind. Die Wände und Böden um uns, die Speisen, die wir essen und die Kleider an unserem Leib sind nichts als Energie in verdichteter, materialisierter Form. Bei der Betrachtung von Energiewellen in Wechselwirkung mit kleinsten subatomaren Partikeln haben Forscher festgestellt, daß Welle und Teilchen, die zwei verschiedene Dinge zu sein scheinen, in Wirklichkeit Zustände des gleichen Phänomens sind (Abb. 3).

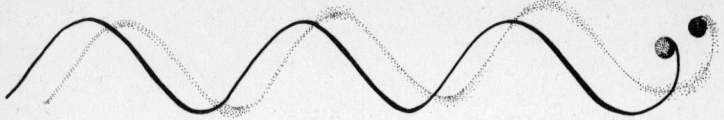

Abb. 3 Welle und Teilchen.
Im Welle-Teilchen-Phänomen, mit dem sich die subatomare Forschung
befaßt, spiegelt sich das grundlegende Paradoxen von Energie und
Materie. Vom Standpunkt der Energie aus gesehen scheint eine
Strahlung Geschwindigkeit und Bewegung zu haben. Vom Standpunkt
der Materie aus gesehen erscheint sie als Teilchen mit einer bestimmten Form

Bei der Messung von Wellengeschwindigkeiten haben Wissenschaftler festgestellt, daß die Teilchen »verschwanden«
bzw. ihr Aufenthaltsort nicht mehr feststellbar war. Bei der
Suche nach den Teilchen war es nicht mehr möglich, die Geschwindigkeit der Welle zu messen, da diese zu verschwinden schien. Dies war der Beweis dafür, daß die Trennung von
Teilchen und Welle eine Sinnestäuschung war. Welle und
Teilchen sind zur selben Zeit dasselbe. Beim Versuch, die
kleinsten Bausteine der Materie zu finden, hat die Wissenschaft entdeckt, daß die physische Welt als Energieform existiert. Nachdem nacheinander atomare, subatomare und
präatomare Teilchen als kleinste Materieteilchen galten, fan-
den die Forscher schließlich heraus, daß in Wirklichkeit
Energie und Schwingungen der »Stoff« sind, der die Welt im
Innersten zusammenhält. Man erkannte, daß Materie in unterschiedlichen Zeitabständen stets wieder in das Reich der
Energie zurückkehrt und daß alle Phänomene und ihre
Bewegungen sich als Welle-Teilchen-Erscheinungen manifestieren.

Die Illusion von Energie und Materie läßt sich am Bild
eines Deckenventilators anschaulich darstellen, der, wenn er
in Bewegung ist, als feste Scheibe erscheint. In Wirklichkeit

sind es nur die einzelnen Blätter, die sich mit hoher Geschwindigkeit drehen.

Unser Weltverständnis aus der konditionierten Wahrnehmung unserer Sinne steht in Analogie zum Anblick eines Baums, der sich unter der Gewalt des Sturms neigt. Wir deuten auf ihn und sagen: »Es ist der Wind.« In Wirklichkeit können wir den Wind nicht sehen. Was wir beobachten, ist das Ergebnis einer unsichtbaren Kraft. In ähnlicher Weise ist die physikalische Welt, die wir mit unseren gewöhnlichen Sinnen wahrnehmen, das Ergebnis einer Energiebewegung und nur scheinbar fest und statisch. Dieses Prinzip gilt von der größten Galaxie über alle Aspekte des menschlichen Körpers und seiner Funktionen bis hin zu den Mikroorganismen und nichtorganischen Teilchen.

Bei der Entdeckung der Wechselwirkung der energetischen mit der materiellen Welt haben die Physiker weiterhin festgestellt, daß die Gesetze der materiellen Welt offenbar im Reich

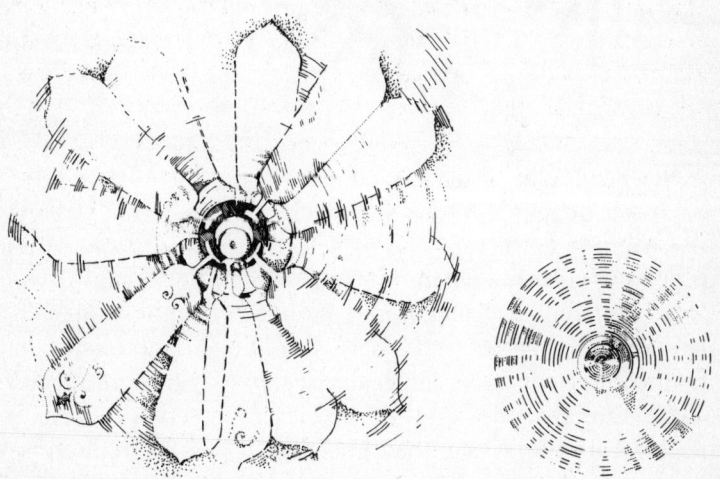

Abb. 4 Die Wahrnehmung eines kreisenden Deckenventilators

der Energie nicht mehr gelten. Es erschien ihnen so, als ob
sich in den meisten Fällen Energie und ihre primitiveren Manifestationen präatomarer Aktivität zufällig und ungeordnet
bewegten.

Wenn man aber ein Stück Papier auf einen Magneten legt
und Eisenspäne daraufstreut, dann ordnen sich die Teilchen
aufgrund des magnetischen Feldes zu regelmäßigen Mustern.

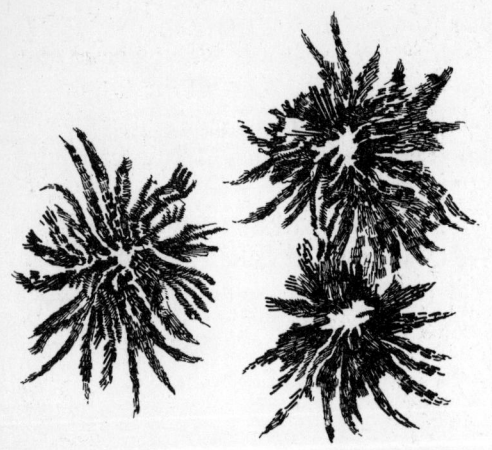

Abb. 5
Eisenspäne in
einem Magnetfeld

In gleicher Weise ist diese Welt um ein wohldefiniertes Ener-
giemuster angeordnet, das sich auch in einer ganz bestimmten Ordnung bewegt: Die universelle Spiralform ist überall in
der Natur zu beobachten. Sie erscheint in der Struktur von
Galaxien, Sonnensystemen und ihren Bewegungen, im Wan-
dern von Luftmassen und Meeresströmungen und überhaupt
in allen Lebensformen: im Haarwirbel, in der Ausbildung des
Schneckenkanals des Ohres, in unseren Fingerabdrücken, in
der DNA und im Gesamtbau unseres Körpers. Man kann die
Spirale sogar in der Bewegung des Wassers finden, das im
Abflußrohr verschwindet (Abb. 6).

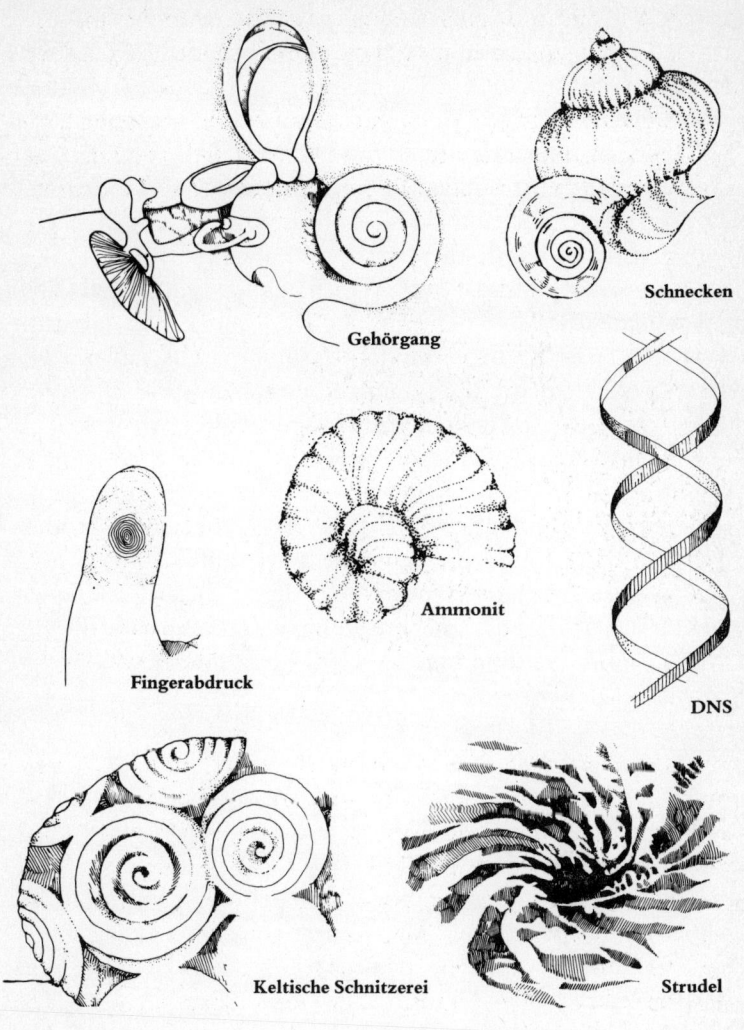

Abb. 6 Spiralförmige Muster und Formen

Das Spiralmuster selbst ergibt sich aus der Wechselwirkung zweier primärer Bewegungen der Energie. Diese Bewegungen sind die *zentripetale* = zusammenziehende Tendenz und die *zentrifugale* = ausdehnende Tendenz. Diese beiden Kräfte entspringen aus demjenigen, was die Philosophie wie die Naturwissenschaft als endlose, grenzenlose, erzeugende Quelle identifiziert haben, die alles in dieser Welt miteinander verknüpft, antreibt, erhält und auflöst. In der Menschheitsgeschichte wurde diese Quelle in allen Schriften, Philosophien und Religionen unter verschiedenen Etiketten als das Unendliche, die Monade, Gott, der Allmächtige usw. identifiziert. Heute ist auch die moderne Naturwissenschaft dabei, dieses kollektive, uralte Wissen zu bestätigen (Abb. 7).

Die zentripetale Tendenz der Energie nennen wir *yang* (△) oder *Himmelskraft,* weil ihre Richtung und ihr Erzeugungspunkt aus der äußeren Umwelt in Richtung der Erde geht. Die zentrifugale Tendenz der Energie heißt *yin* (▽) oder *Erdenkraft,* weil sie von der Erde nach außen wirkt. Das Verständnis und die Anwendung dieser beiden komplementären und gegensätzlichen Kräfte, und die Spirale, die sie durch ihre Interaktion erzeugen, erscheint immer wieder als

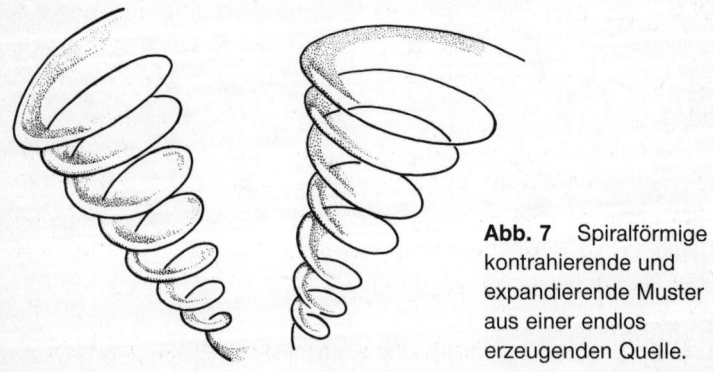

Abb. 7 Spiralförmige kontrahierende und expandierende Muster aus einer endlos erzeugenden Quelle.

der Eckstein alter Kulturen und bildet die Grundlage ihrer Kunstschöpfungen, Medizin, Wissenschaften, Philosophien, Religionen und Kulturen.

Seit Newton definieren die Wissenschaftler die Schwerkraft als eine Energie, die in Richtung der Erde zu drücken scheint und eine Kraft ausübt, die die Dinge zusammenhält. In neuerer Zeit wurde eine Kraft, die nach oben strebt, als Antischwerkraft identifiziert. Die Forschung hat auch jene Tendenz erkannt, die gegen die Kraft wirkt, die die Dinge zusammenhält und die diese auseinanderzutreiben scheint. Sie wird Quantenenergie genannt. Damit haben die heutigen Physiker im Grunde Yin und Yang entdeckt, wiewohl sie den ganzen Umfang der diesen Ausdrücken zugrundeliegenden dynamischen Beziehung erst noch erfassen müssen. Sie müssen noch die Fülle von Anwendungen dieses einzigartigen Prinzips erkennen, die sich schon die alte Technik, Heilkunde und Wissenschaft nutzbar gemacht hat.

Die Himmelskraft oder Yang ist leichter erkennbar, da sie sich siebenmal stärker manifestiert als die Erdenkraft oder Yin. Dieses Verhältnis 7 : 1 erscheint in unserer heutigen Umwelt z. B. in der Länge und Höhe einer Meereswelle, dem Verhältnis von Kopf zum Körper in unserem Körperbau und im Kräfteunterschied zwischen der linken (7) und der rechten (1) Herzhälfte. Die Fluchtgeschwindigkeit ist ein weiteres Beispiel, da eine Rakete mit der siebenfachen Schwerkraft beschleunigen muß, um die Erdatmosphäre verlassen zu können.

Nach diesem grundlegenden Schema ist die Natur aufgebaut. Alle Phänomene ereignen sich gemäß diesem Wechselzyklus von Ausdehnung und Zusammenziehung. Bei den meisten Phänomenen können wir, wenn wir uns nur Zeit dafür nehmen, diesen Zusammenhang von Bewegung, Rhythmus und Ordnung feststellen.

Andere wiederum laufen zu schnell oder zu langsam ab, so

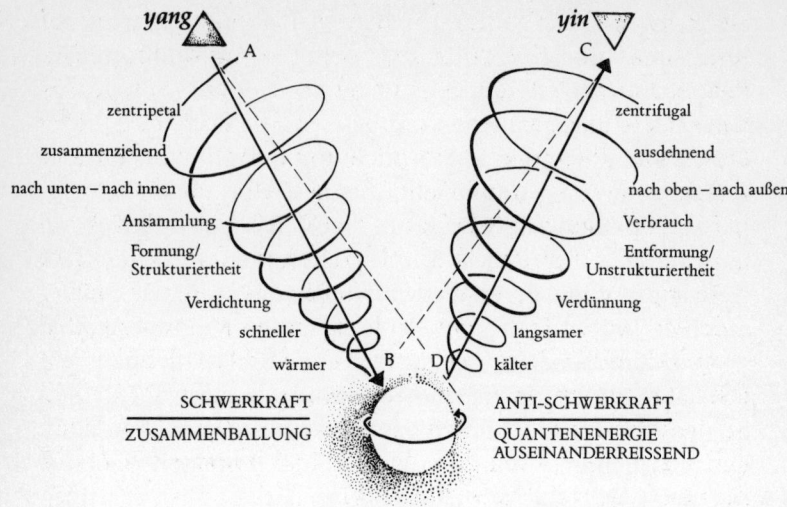

Abb. 8   In Richtung A–B ereignet sich die Materialisierung, die Energie zur physischen Erscheinung bringt. In Richtung D–C ereignet sich die Spiritualisierung, die die Energie in Form von Schwingungen erscheinen läßt. B und D sind die Übergangspunkte.

daß sie sich unserer Beobachtung entziehen. Man kann sagen, daß erstere Phänomene innerhalb unserer normalen Wahrnehmungsparameter liegen, während sich die letzteren außerhalb dieser Grenzen befinden.

Wenn wir unser Bewußtsein für diese universellen Zyklen der Ausdehnung und Zusammenziehung schulen, werden auch unsere Parameter weiter, bis wir schließlich alle Dinge aus diesem umfassenden oder, wie wir es nennen können, *makrobiotischen* Gesichtspunkt sehen.

Das unmittelbare und naheliegende Beispiel für diese Naturordnung ist der Zyklus und Rhythmus des Herzens, das sich Sekunde für Sekunde in unserem Körper ausdehnt und zusammenzieht. Nach einem Extrem der Ausdehnung und Aufnahme von Blut zieht sich das Herz zusammen und pumpt Blut nach außen. Der Lungenzyklus weist eine etwas langsamere Frequenz von drei bis fünf Sekunden auf, wobei bei der Ausdehnung Sauerstoff aufgenommen und bei der Zusammenziehung Kohlendioxyd ausgeschieden wird.

Der Verdauungstrakt befindet sich in unaufhörlicher Bewegung. Dies erlaubt die Aufnahme und Umwandlung unserer Nahrung in einem Zyklus, der zwischen zwei und viereinhalb Stunden dauert. Unter der Wirkung unserer schwankenden Körperzustände durchlaufen unsere Gedanken, Empfindungen und unser Verhalten Veränderungs- und Wahrnehmungszyklen, die Sekunden, Tage oder Monate dauern können. Auch die Umwelt durchläuft wahrnehmbare Zyklen der Ausdehnung und Zusammenziehung.

In jedem Tagesablauf spiegelt sich das regelmäßige Muster der Veränderungen in unserer täglichen Routine. Wir durchlaufen Biorhythmen von 23, 28 und 33 Tagen, und bei Frauen tritt eine sehr komplexe Wiederkehr der Menstruation in monatlichen Abständen ein. Wenn wir unseren Blick für diese Prozesse schulen, erkennen wir schließlich, wie sich eine Vielzahl von Rhythmen im Laufe unseres ganzen Lebens entfaltet.

Jenseits der Grenzen unserer normalen Wahrnehmung ereignen sich, zu langsam für das Erkennen der meisten Menschen, die 12-, 18-, 60- und 120jährigen Zyklen der wirtschaftlichen Expansion und Schrumpfung. Die Geschichte selbst, wenn man sie auf einer logarithmischen Spirale aufträgt, zeigt dieselbe Wechselgestalt wie der Umlauf des Sonnensystems um die Milchstraße, der etwa 200 Millionen Jahre dauert. Zu schnell für unsere durchschnittliche sinnliche Wahrnehmung sind die Zyklen der Zellaktivität, und noch schneller verändert sich die Welt der präatomaren Teilchen (Abb. 9).

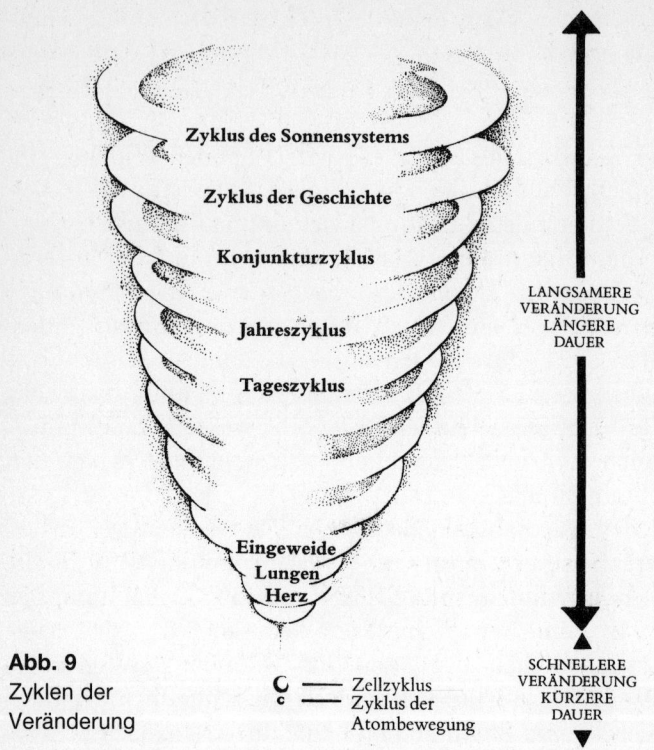

Abb. 9
Zyklen der
Veränderung

☾
c ── Zellzyklus
── Zyklus der
    Atombewegung

Das Studium der Natur unter dem Gesichtspunkt von Yin und Yang ist der einfachste und direkteste Weg zum Verständnis unseres Lebens und der uns umgebenden Welt. Wenn wir uns darüber im klaren sind, daß diese Kräfte der Urgrund der unaufhörlichen Veränderung sind, die wir ständig in uns und um uns erleben, entschleiern sich uns die Geheimnisse aller Dinge, von der schlichten Erkältung bis zum Krebs, der Wissenschaft, der Humanphysiologie, des Ernährungsgleichgewichts, der mitmenschlichen Beziehungen und aller anderen denkbaren Forschungsbereiche.

Yin-Yang-Beziehungen

Yang	Yin
wärmer	kälter
Zentrum	Peripherie
dichter	weniger dicht
Organ	Meridian
tierisch	pflanzlich
Tag	Nacht
männlich	weiblich
Mineral	Protein, Fett
trockener	feuchter
schneller	langsamer
materiell	spirituell
strukturiert	ungeformt, aufgelöst
horizontal	vertikal
aggressiv	passiv

Die fünf Übergänge im Energiekreislauf

Beim Durchgang durch die Phasen der Ausdehnung ($\triangledown$) und Zusammenziehung ($\triangle$) durchlaufen alle Phänomene fünf voneinander unterscheidbare Phasen. Das Studium dieser fünf Phasen, die das Kernelement der östlichen Medizin wurden, heißt *Go-Gyo* oder die *Fünf Transformationen*. Die fünf Phasen, die jeweils eine eigene spezifische Qualität haben, heißen *Feuer, Erde, Metall, Wasser* und *Holz (Baum)*.

Der aktivste oder ausgedehnteste Teil dieses Zyklus wird mit der Energie des Feuers gleichgesetzt; ihm entsprechen in unserem Körper das Herz und der Dünndarm und ihre jeweiligen Qualitäten (Abb. 10).

Wenn die Energie der Zusammenziehung vorherrschend

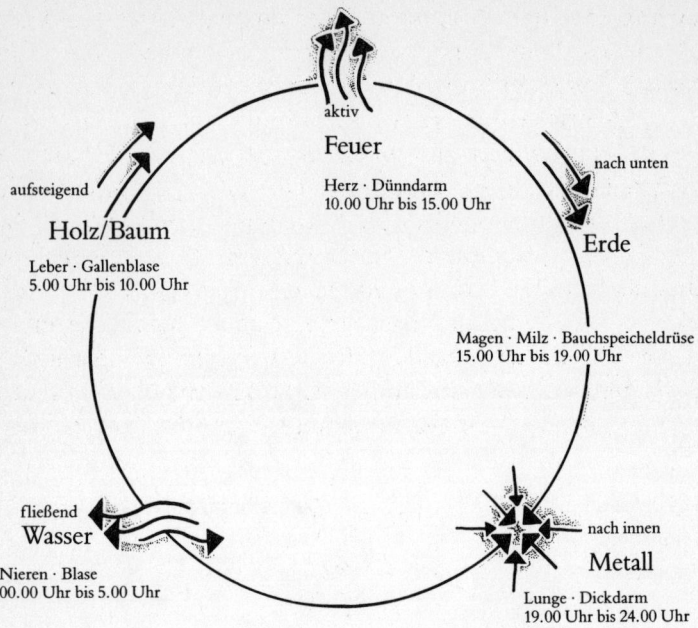

Abb. 10   *Shen* oder schöpferischer Zyklus: Die Energie einer Stufe erschafft und erhält die folgende Stufe.

wird, erzeugt sie eine Stufe kontrahierender, nach unten und innen gerichteter Bewegung entsprechend der Energie der Erde. Dieser Stufe entsprechen im Körper Milz, Bauchspeicheldrüse und Magen und ihre zugehörigen Qualitäten. Am Punkt ihrer äußersten Verdichtung erscheint die Energie verfestigt oder metallähnlich. Diesem Metall entsprechen in unserem Körper die Lungen und der Dickdarm. Hoch verdichtete Energie beginnt sich zu entspannen und zu weiten, wenn die Yang-Dominanz in eine Yin-Dominanz übergeht. Diese Stufe ist wasserhaft und findet ihre Entsprechung im Körper in den Nieren, der Blase und den Geschlechtsorganen. Dann steigt die Energie in ihrem Kreislauf auf und beginnt sich nach außen zu verflüchtigen. Diese Energie ähnelt dem Holz oder einem Baum und hat ihre Entsprechung im Körper in der Leber und der Galle. Dabei erreicht die Energie ihre aktivste, aufgelösteste Stufe, woraufhin ein neuer Zyklus beginnt.

Jede Stufe hat eine bestimmte Energiequalität, die dann die nächste hervorbringt und erzeugt. Dies ist *shen,* der *fördernde* Zyklus, der einer Eltern-Kind-Beziehung ähnelt. Wenn wir aber (Abb. 11) die Aktivität oder Tendenz einer Stufe des Zyklus überreizen, wird ein hemmender oder gegenläufiger Effekt auf der Stufe der entgegengesetzten Qualität erzeugt. Wenn wir die aufsteigende Holz/Baum-Energie übermäßig aktivieren, wird der zusammenziehende Erde-Abschnitt des Zyklus gehemmt oder beeinträchtigt. Wenn wir den aktiven

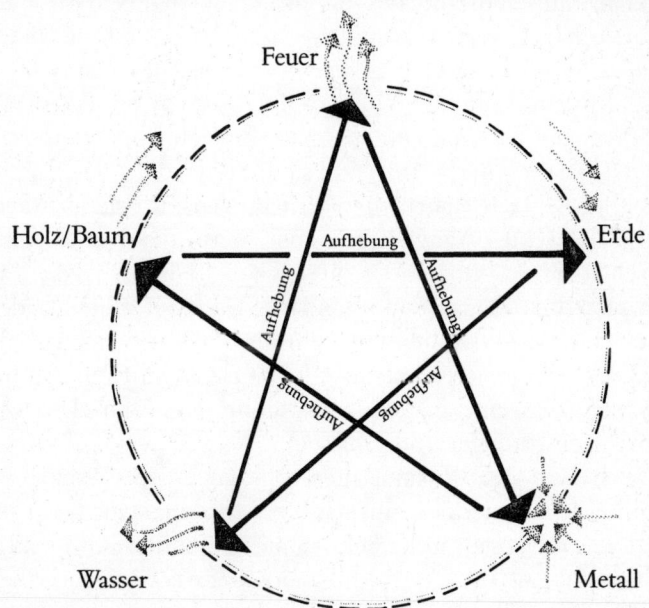

Abb. 11 *Ko* oder auflösender Zyklus: Die Energie einer Stufe hemmt oder unterdrückt die Bewegung einer gegenüberliegenden Stufe.

Feuer-Abschnitt des Zyklus stimulieren, wird die konsolidie-
rende Metallstufe des Zyklus gehemmt. Wenn wir die zusammenziehende oder Erde-Energie stimulieren, stört dies die
entspannende oder Wasser-Energie. Eine Stimulierung der
konsolidierenden Metall-Energie hemmt das Aufsteigen der
Baum-Energie. Die Stimulierung der fließenden oder Wasser-
Energie lähmt die aktive Feuerstufe. Dies nennt man den
ko- oder *hemmen*den Zyklus.

Die Stufen der Energieumwandlung im Tageslauf sind ein
einfaches Beispiel für den unterstützend-kreativen *shen*-Zyklus.
Der Morgen zwischen fünf und zehn Uhr erzeugt die aufsteigende oder Holz/Baum-Energie. Die meisten Menschen werden von dieser Aufladung beeinflußt, weil sie aufstehen und
sich nach außen orientieren, um ihrer täglichen Beschäftigung
nachzugehen. Zwischen zehn und fünfzehn Uhr ist die energetisch aktivste Zeit des Tages, die der Feuerstufe entspricht. In
dieser Zeit sind die Menschen am intensivsten mit ihrer täglichen Aufgabe beschäftigt. Zwischen fünfzehn und neunzehn
Uhr ist die Erdenergie am aktivsten. Wenn die Menschen in
der Stoßzeit nach Hause eilen, drückt sich im Feierabendver-
kehr zielgerichtete Yang-Energie aus. Wenn sich die Menschen
zwischen neunzehn und vierundzwanzig Uhr in ihren Häu-
sern oder bei öffentlichen Veranstaltungen zusammenfinden,
drücken diese Aktivitäten die mehr nach innen gerichtete Tendenz der Metallenergie aus. Zwischen null und fünf Uhr tritt
die Energie in eine fließende Phase ein. Die Menschen sind
überwiegend ruhiger und schlafen.

Diese fünf Transformationen werden in der Praxis der
Akupunktur und der chinesischen Medizin sehr detailliert
studiert und angewandt. Beim Shiatsu können sie in allge-
meinerer Weise für die Diagnose benutzt werden.

3   Die Nervensystemreaktion

Überwindung der Schwelle

Eine der größten Schwierigkeiten mit der Praxis des Shiatsu begegnet dem Anfänger bei der Einführung in das Studium der unsichtbaren Energiesysteme, der Chakras und Auren. Dies geschieht deshalb, weil die Wahrnehmung und das Arbeiten mit diesen Medien generell außerhalb seines bisherigen Wahrnehmungsbereichs liegt. Zwar können viele Menschen anerkennen, daß es solche Energien geben kann und daß sie eine Wirkung haben; dennoch erscheint ihnen dieses Konzept irrational und ungreifbar, und es bleibt das Gefühl, daß man letztlich doch im Dunkeln tappt und nichts Genaues wissen kann.

Auf der anderen Seite sind sich die meisten von uns durchaus ihrer sinnlichen Wahrnehmungen und körperlichen Empfindungen bewußt. Wenn wir etwa den Sinneseindruck von Wärme oder Kälte haben, sind wir uns unserer Empfindung absolut sicher. Wenn wir heißes Wasser oder ein Eisstückchen anfassen wollen, wissen wir sogar schon im voraus, wie es sich anfühlen wird, bevor wir es noch berührt haben. Es fällt uns auch nicht schwer, Gewichte, Farben, Licht, Feuchtigkeit usw. zu beurteilen. Wenn uns jemand eine Ohrfeige gibt, uns kneift oder streichelt, wissen wir, welcher Art diese Empfindungen sind und können sie in einer Vielzahl von Intensitätsgraden unterscheiden. Denn der Mensch ist in der Tat zu einer sehr feinen und umfassenden Differenzierung sinnlicher Wahrnehmungen fähig, die wir mit Hilfe unseres Verstandes und unserer Erfahrungen vergleichen und in unzählige Kategorien einteilen können.

Ebensogut können aber auch Energieformen, die norma-
lerweise den fünf Sinnen entgehen, wie z. B. der *ki*-Strom
längs der Meridiane, Chakras und Auren, festgestellt, beurteilt und verglichen werden. Zu diesem Zweck müssen wir
den nicht an den Verstand gekoppelten Intuitionssinn entwickeln, den wir durch unsere praktische Shiatsu-Anwendung sowie auch durch Selbstentwicklungsübungen wie z. B.
Do-In, Yoga, Atemübungen und Meditation erlangen können.
Da es eine Welle dauert, bis man sich auf diesen Intuitionssinn wirklich verlassen kann, stellen sich beim Erlernen und
der praktischen Ausübung von Shiatsu, bei dem es direkt um
die Diagnostizierung, Behandlung und Beeinflussung dieser
unsichtbaren Energiesysteme geht, häufig Frustrationen ein.
Was wir also bräuchten, wäre ein Zwischenglied zwischen
der sinnlichen Ebene und der nicht sinnlichen, nicht sichtba-
ren Ebene. Ich habe festgestellt, daß die Brücke zwischen diesem Feststellbaren und dem Nichtfeststellbaren unser Nervensystem ist.

Jeder Reiz, der an unsere Sinneswerkzeuge gelangt, wird
vom Nervensystem sofort aufgenommen und zur Interpretation an das Gehirn weitergeleitet (Abb. 12).

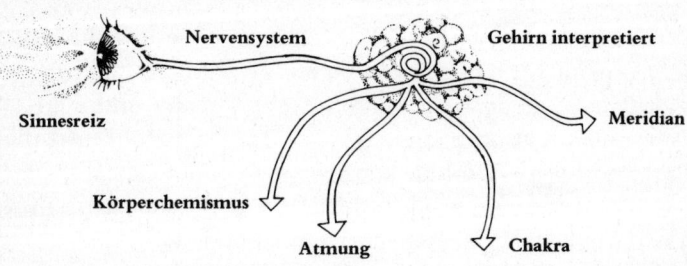

Abb. 12 Ein sensorischer Reiz bewirkt Reaktionen und Anpassungsvorgänge bei allen Körper- und Energieprozessen.

Gleichzeitig laufen in anderen Funktions- und Energiebereichen wie z. B. der Atmung und den Meridianen Reaktionsund Anpassungsvorgänge ab. Parallel dazu nehmen die Energienetze ständig unsichtbare Wellen und Bilder auf, die über das Nervensystem an den physischen Körper weitergegeben werden, wodurch Anpassungsvorgänge auf der Ebene der Zellaktivität, der Blutzusammensetzung und der Hormone ausgelöst werden (Abb. 13).

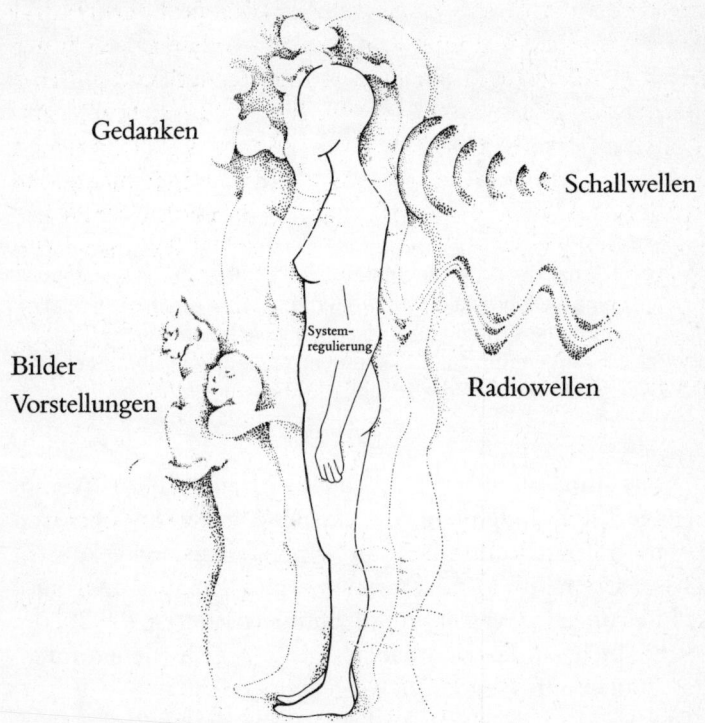

Abb. 13 Unsichtbare Wellen, Gedankenformen und unterschwellige Bilder werden von den Energiesystemen aufgefangen und über das Nervensystem für die Körperprozesse »übersetzt«.

Bei Shiatsu-Anwendungen löst die Stimulation der Hautoberfläche eine Reaktion des Nervensystems aus. Dies bewirkt wiederum Reaktionen und Veränderungen im Bereich
der Meridiane und Chakras. Diese Veränderungen zusammen führen zu Anpassungen des Chemismus, der Systeme
und Organe des Körpers. Die verändernden und regulieren-
den Meridian- und Chakra-Energien beeinflussen umgekehrt
das Nervensystem, das wiederum die Hautreaktion auf den
Reiz verändert (Abb. 14).

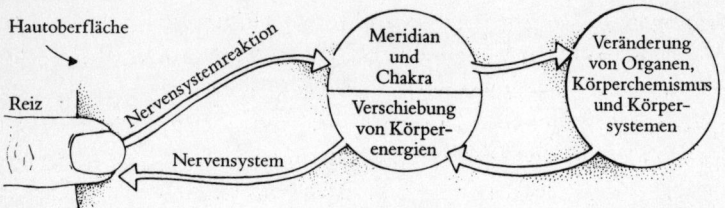

Abb. 14 »Schaltkreis« der Veränderungen. Ein Reiz an der Hautoberfläche löst eine Kettenreaktion von Änderungen und Anpassungen aller
Körper- und Energiesysteme aus. Diese Verschiebungen der Qualität
und Aktivität werden rückgekoppelt und erzeugen eine wahrnehmbare
Veränderung der Reaktion der Hautoberfläche.

Dieser Anpassungsmechanismus der Haut hilft uns, Veränderungen wahrzunehmen, die im Bereich der unsichtbaren
Systeme auftreten und über das Nervensystem rückgekoppelt
werden. Übung und Konzentration ermöglichen es uns, diese
Veränderungen zu erspüren und zu interpretieren, die die un-
terschiedlichsten Formen haben und in verschiedenen Intensitätsgraden auftreten können.

Die wache und genaue Wahrnehmung dieser Reaktion ist
ein vorzügliches Instrument zur realistischen Arbeit mit Ener-
gieströmen und erfordert keinerlei außergewöhnliche Fähigkeiten. Hierfür wird lediglich etwas Zeit und Erfahrung nötig

sein, und man wird schließlich dahin kommen, die Reaktionen der Energien des Empfängers auf einer intuitiveren Ebene interpretieren, beeinflussen und vorwegnehmen zu können.

Autonomes Nervensystem und Energiereaktionen

Das Nervensystem besteht aus einem bewußten Teil, der unserem Willen gehorcht, und einem unbewußten Teil, dem sog. *autonomen Nervensystem,* das alle unwillkürlichen Funktionen des Körpers auslöst, steuert und koordiniert. Das autonome Nervensystem wiederum gliedert sich in zwei Zweige, die in ihrer Wirkung auf unsere seelischen und körperlichen Funktionen gegensätzlich, aber komplementär sind. Diese Zweige sind das *sympathische* und *parasympathische* System. Unsere Wahrnehmungen auf allen Erfahrungsebenen ändern sich ganz erheblich, je nachdem, welcher Zweig aktiver ist.

Das sympathische System ist mehr mit der Oberfläche des Körpers verbunden, und seine Tätigkeit hat mehr mit der Trennung und Unterscheidung einzelner Sinneswahrnehmungen sowie mit Spannungsreaktionen zu tun. Wenn dieser Zweig aktiver ist, sind die Körper- und Meridianenergien differenzierter und spezifischer in ihrer Funktion. Der Sympathikus beeinflußt auch den Verbrauch und die Abgabe von Energie. Das parasympathische System hängt mehr mit den Prozessen im Körperinneren zusammen, und seine Aktivierung bewirkt eine vereinheitlichende Erfahrung von Körper, Seele, Geist und Umwelt.*

---

* Mit der Vorstellung des Parasympathikus verbindet man im allgemeinen ein Gleichgewicht im gesamten autonomen Nervensystem, wobei ein geringer Überschuß von Energie vorhanden ist, die den parasympathischen Zweig auflädt. Der Sympathikus kann bei vielen Ungleichgewichtszuständen Übergewicht haben.

Wenn der Parasympathikus aktiver ist, tritt hinsichtlich der Energien eine Tendenz zur Verschmelzung, Harmonisierung, Regenerierung und Integrierung auf (Abb. 15). Die parasympathische und sympathische Wahrnehmung kann mit den Aktivitäten verglichen und in Beziehung gesetzt werden, die die Forschung als Phänomene der linken und rechten Gehirnhälfte identifiziert hat.

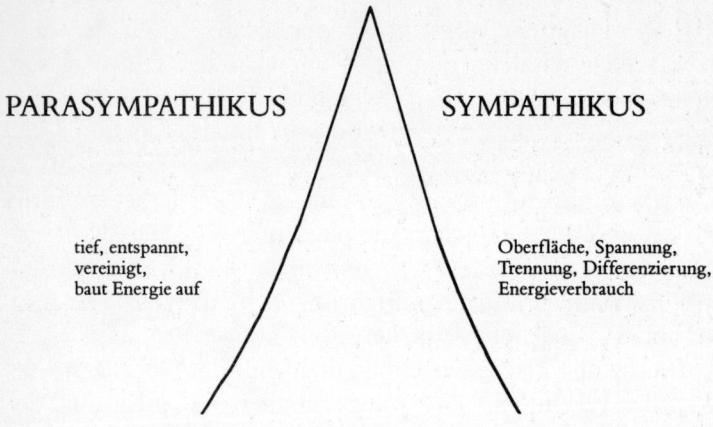

PARASYMPATHIKUS   SYMPATHIKUS

tief, entspannt,   Oberfläche, Spannung,
vereinigt,   Trennung, Differenzierung,
baut Energie auf   Energieverbrauch

Abb. 15   Das autonome Nervensystem

Der Sympathikus, der direkte Empfänger aller Reize, die uns erreichen, isoliert und identifiziert diese als getrennte Wahrnehmung.

Wenn sich dieses System, das die Schaltstelle für den Verteidigungsmechanismus des Körpers oder die »Kampf- oder Flucht-Reaktion« ist, davon überzeugt hat, daß der Reiz keine Bedrohung für das Überleben des Organismus darstellt, klingt seine Aktivität wieder ab. Die Reizwirkung wird dann parasympathisch weitergeleitet, so daß dieser Reiz auch außerhalb der Berührungsstelle und eventuell im ganzen Körper wahrgenommen werden kann. Wenn also die Erregung

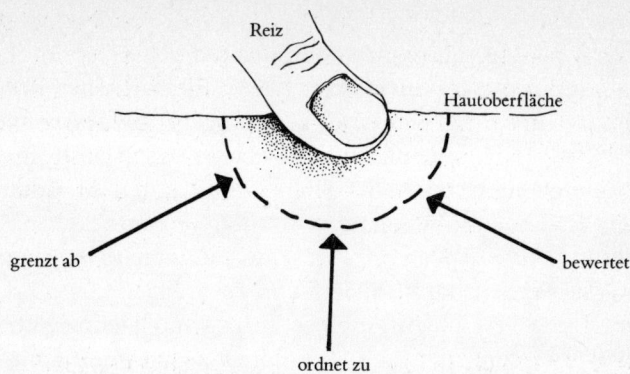

Abb. 16 Der Sympathikus bewirkt Anspannung; der Körper isoliert und prüft den Reiz. Der Empfänger lokalisiert eine Empfindung an einem einzelnen Punkt: Widerstand wird aufgebaut.

des Sympathikus abklingt, wird die Empfindung an der Berührungsstelle in das Gesamtsystem des Körpers integriert und parasympathisch wahrgenommen.

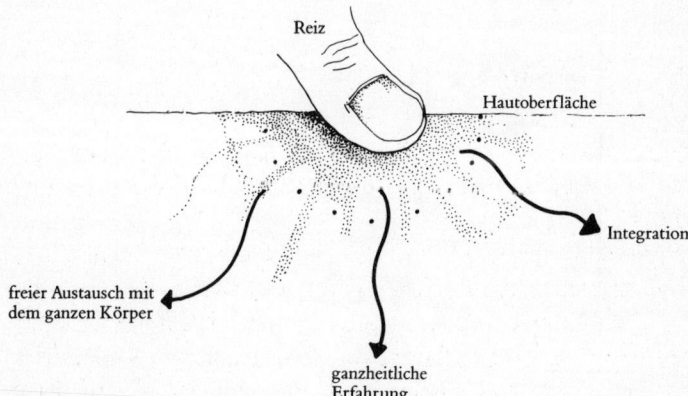

Abb. 17 Der Parasympathikus bewirkt Entspannung (der Sympathikus tritt in den Hintergrund). Der Reiz verteilt sich auf den ganzen Körper. Der Empfänger lokalisiert keinen bestimmten Punkt.

Eine anschauliche Vorstellung davon, wie die Körperenergie im Einklang mit dem autonomen Nervensystem arbeitet,
liefert der Vergleich mit dem Schleusensystem eines Kanals.
Wenn wir uns aufgrund eines überwiegenden Parasympathi-
kuseinflusses entspannt fühlen, setzt ein Energiestrom ein,
der Energieüberschüsse in einem bestimmten Meridianbe-
reich ablaufen läßt, während sich unterversorgte Stellen rege-
nerieren. Der Körper und alle seine fundamentalen Lebens-
prozesse werden harmonisiert und revitalisiert. Dies ist mit
dem Öffnen der Schleusen eines Kanals vergleichbar, wo das
Wasser zwischen den Schleusentoren ausströmen kann, so
daß sich der Höhenunterschied ausgleicht und ein Schiff zwischen den Toren Fahrt aufnehmen kann.

Überwiegender Sympathikuseinfluß in einem Spannungs-

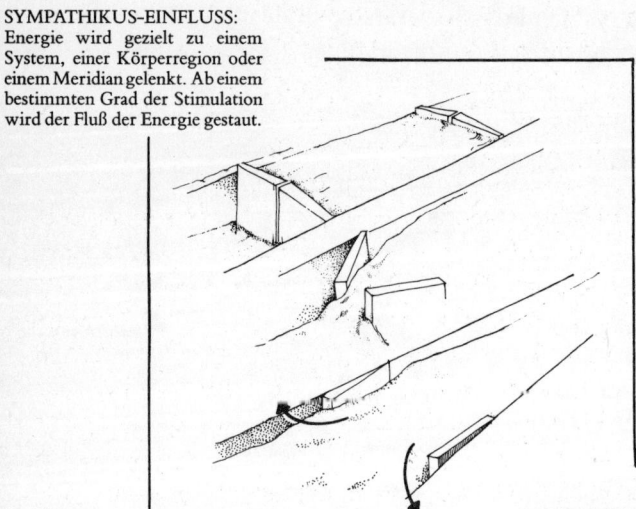

SYMPATHIKUS-EINFLUSS:
Energie wird gezielt zu einem
System, einer Körperregion oder
einem Meridian gelenkt. Ab einem
bestimmten Grad der Stimulation
wird der Fluß der Energie gestaut.

Abb. 18 Schleusenwirkung

PARASYMPATHIKUS-EIN-
FLUSS: Energie zirkuliert durch
die ganzen Körpersysteme. Der
Körper arbeitet gemeinsam mit
seinem Energiesystem als Ganzes.

zustand ähnelt einer Schleuse mit geschlossenen Toren. Das Wasser wird durch die Tore zurückgehalten, und es ist keine Bewegung zwischen den Abschnitten der Wasserstraße möglich. In ähnlicher Weise wird Körperenergie gezielt zu einer oder mehreren spezifischen Funktionen oder Bereichen gelenkt. Ein Beispiel für überwiegend sympathische Steuerung ist der Zustand beim Autofahren: Bei starkem Verkehr oder längeren Fahrten steigt der Puls, und die Atmung wird flach; es wird ständig Adrenalin ausgeschüttet, das die Nieren und die Kreuzmuskulatur zusammenzieht. Dieser Zustand wird noch dadurch verschärft, daß diese Reaktionen einen weiteren Zustrom von Energie zum sympathischen System auslösen.

Wenn der Reiz, den wir bei einer Shiatsu-Anwendung setzen, zu stark ist oder zu schnell oder zu kräftig ausgeübt wird, bleibt die oberflächliche oder sympathische Erregung aktiv, wodurch es zu Abwehrreaktionen und Spannung kommt. Langsam angewandte Reize geben dem Körper die Möglichkeit zur Anpassung und lassen die sympathische Reaktion abklingen. Die Berührungsstelle integriert sich dann in die gesamte Körperenergie, wenn der Reiz angenommen und vom Parasympathikus weitergeleitet wird.

An geschwächten Stellen mit Energieunterversorgung tritt eine stärkere Abwehrreaktion ein; sie widersetzen sich länger einer Änderung und Anpassung an den Reiz. Wenn wir an diese Stellen mit Geduld herangehen, bricht der Schutzmechanismus schließlich zusammen, so daß wir tiefer bis zum Grund des Punkts gehen können. Dieses Einsinken bis zum Grund des Punktes beträgt manchmal nur einen Bruchteil eines Zentimeters.

Dies bewirkt zweierlei. Zum einen empfängt dann der ganze Körper den Reiz. Zum anderen wird dieser Punkt, der dann mit der Gesamtenergie des Körpers verbunden ist, durch einen Zustrom von Energie gespeist und revitalisiert.

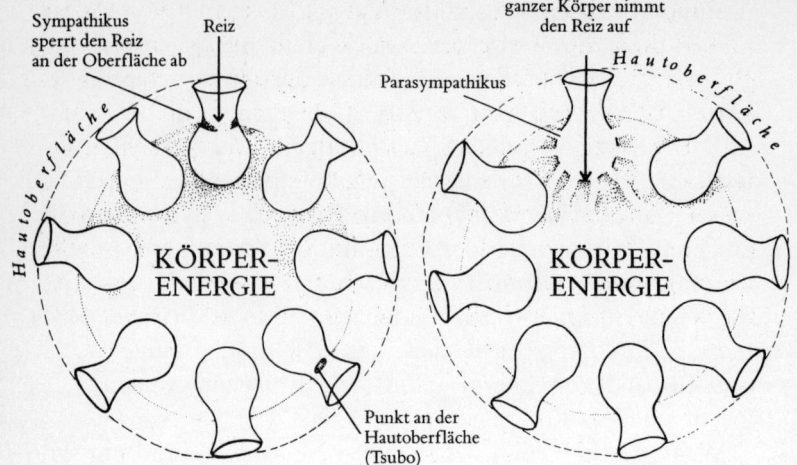

Abb. 19 Der Sympathikus hält die Wirkung des Reizes an der Oberfläche zurück und bewertet gleichzeitig seine möglichen Auswirkungen.

Abb. 20 Der Parasympathikus läßt die Wirkungen des Reizes in die Körpergesamtenergie einfließen.

Der Shiatsu-Anwender kann es ganz deutlich wahrnehmen, wenn diese Veränderungen eintreten. Notwendig ist hierzu allerdings Konzentration und volle Aufmerksamkeit für das, was sich unter den Händen ereignet. Mit zunehmender Wahrnehmungsfähigkeit wird man eine feine elektrische Ladung an jedem Punkt und längs des Meridians verspüren können. Wenn der Punkt bereits aufgeladen ist, wird man dies innerhalb weniger Sekunden nach der Berührung feststellen. Wenn der Punkt ungeladen ist, muß man geduldig warten und den Druck halten, bis der Reaktionswechsel eintritt und die Energie einströmt.

Mit zunehmender Intuition übergeht man schließlich Stellen, die bereits geladen sind, und verwendet mehr Zeit auf die Bearbeitung der schwachen, inaktiven Stellen.

Hauptziel des in diesem Buch dargestellten Verfahrens ist es, den Shiatsu-Klienten einen offenen, harmonisierten Energiezustand erleben zu lassen. Wenn der ganze Körper entspannt ist und die Energie ungehindert durch die verschiedenen Systeme fließt, haben wir Zugang zu spezifischeren Harmonisierungen und Anpassungen, indem wir mit spezifischen Punkten, Meridianen, Muskeln und Handgriffen arbeiten. Es ist, wie wenn man die Tür eines Hauses öffnet. Sobald wir eingetreten sind, können wir uns frei in allen Räumen bewegen und sie nach Wunsch neu gestalten oder einrichten.

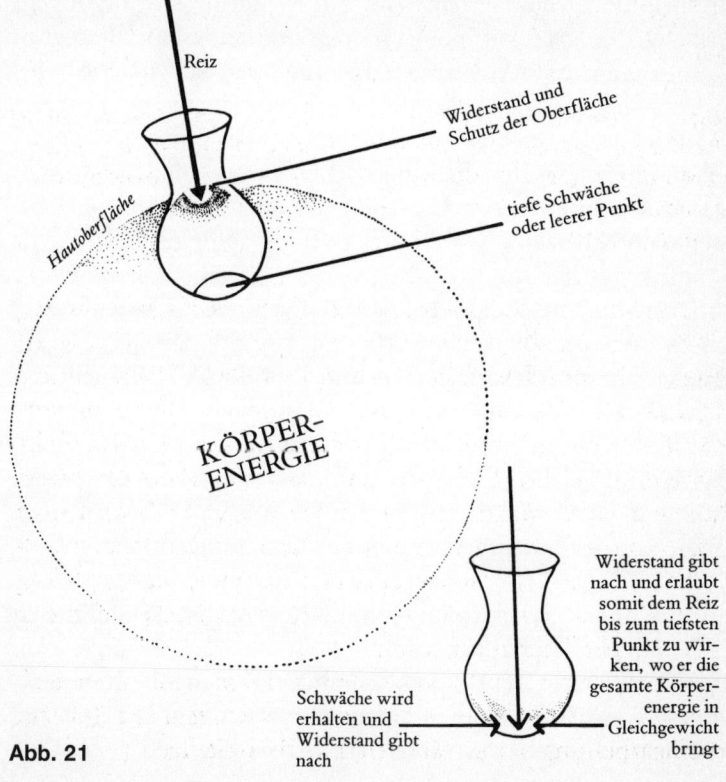

Abb. 21

*Bei der Shiatsu-Behandlung kommt es vor allem darauf an, daß
sich der Empfänger zunächst entspannt, öffnet und Vertrauen zu
unserer Berührung bekommt.* Die Unterstützung der Reorganisierung der Energie ist der zweite Schritt, der nur erfolgen
kann, wenn der erste vollzogen ist.

Beim Studium des Körpers und seiner Beziehungen zur
Umwelt stellt man fest, daß seine Form und Funktion einschließlich des Meridiansystems Produkte der umweltgegebe-
nen Ordnung sind. In gewisser Weise sind wir über unser
Energiesystem direkt in die Natur eingegliedert. Damit ist gemeint, daß das Energiesystem, das Nervensystem, das Kreis-
lauf- und Hormonsystem usw. auf Witterungsbedingungen,
Ionenveränderungen, planetarische und zodiakale Bewegungen reagiert und mit ihnen in eine Wechselwirkung tritt.
Wenn sich die Umweltbedingungen auf irgendeiner Ebene
ändern, seien es gesellschaftliche Verhältnisse oder Natur-
phänomene wie ein barometrischer Druckabfall, paßt sich
unser gesamtes Energiefeld sofort an, um einen Ausgleich zu
schaffen. Physisch, emotionell und psychologisch sind wir
unmittelbar beeinflußbar. Selbst unser Urteil, unser Handeln
und unsere Entscheidungen können verändert werden.

Es gibt systematische Verfahren zur Erkenntnis und Betrachtung der Veränderungen und Einflüsse der natürlichen
Umgebung. Sie können in diesem Handbuch nicht dargestellt
werden, jedoch kann ihre Beachtung für unsere Praxis hilfreich sein. Je bewußter wir uns diesen Veränderungen zuwenden, desto wirksamer können wir unsere Verfassung und
diejenige der uns umgebenden Menschen interpretieren.

Wenn unser Sympathikus-Einfluß überwiegt, schließt sich
der Körper gegenüber diesen äußeren Einwirkungen ab.
Wenn wir entspannt und offen sind, können die Energiesysteme frei fließen und in einen Austausch mit den äußeren
Einflüssen treten, aus denen sie hervorgegangen sind. Des-

halb werden sich ganz automatisch viele Harmonisierungen und Normalisierungen der Systeme ergeben. Daher kann auch die erste Behandlungsstufe, wiewohl sie nur vorbereitender Art ist, für sich bereits tiefreichende und dramatische Veränderungen auslösen.

Zusammenfassung

Die Wahrnehmung des Übergangs von Sympathikus- zu Parasympathikuslage gibt uns über mehrere wichtige Dinge Auskunft:

1. Den Gesamtzustand der Energie am Berührungspunkt.
2. Daß sich das System der Energiemeridiane verändert hat.
3. Daß der Berührungspunkt in die Körpergesamtenergie integriert wurde und von ihr gespeist wird.

Wenn dieser Reaktionswechsel nicht eintritt oder verzögert eintritt, sagt uns dies, daß

1. der Punkt an der Oberfläche geschlossen geblieben ist.
2. der Körper die Berührungsfläche an der Oberfläche schützt.
3. der Punkt energetisch gegenüber den Gesamtkörperfunktionen geschlossen ist. Die bezieht sich auch auf den Zustand aller Körperregionen, mit denen der Punkt in Verbindung steht, wie z. B. die Organe, Nerven, Muskeln, Systeme usw.
4. der Körper insgesamt abgeschlossen ist und aufgrund von Schwäche eine Abwehrhaltung einnimmt.

4 Geistige Haltung und Dimensionen des Shiatsu

Eine einfache und allgemeine Shiatsu-Behandlung kann eine sehr starke und durchgreifende Wirkung haben. Andererseits kann ein komplexes, bloß technisches Vorgehen völlig nutzlos sein und beim Empfänger nur Irritation und Enttäuschung hinterlassen. Was ist nun für die Qualität und Wirksamkeit unserer Behandlung entscheidend?

Bei allem, was wir im Leben tun, kommt es letztlich auf den Geist an, in dem wir es tun. Geist bildet sich aus der Transformation unserer Erfahrungsenergien. Eine bewußte Ausrichtung unseres Geistes erzeugt Begeisterung und bewirkt eine echte, unmittelbare Anteilnahme an der Gegenwart.

$$\left. \begin{array}{l} \text{GEIST} = \dfrac{\text{Erfahrung}}{\text{Energie}} \\[2em] \text{BEGEISTERUNG} = \dfrac{\text{Geist}}{\text{Bewußte Ausrichtung}} \end{array} \right\} \quad \text{IM AUGENBLICK}$$

Wir müssen also nicht nur die natürliche Technik des Shiatsu erlernen, sondern auch den Geist hinter dieser Technik entdecken, der diese Technik erst hervorbringt. Es ist jener Geist, den wir entdecken und üben müssen, um überhaupt jegliche Lebensaktivität voll erfahren und von ihr profitieren zu können. Geist, der durch die bewußt ausgerichtete Bewegung energetischer Schwingungen erzeugt wird, lebt in allem, was wir tun.

Wenn wir uns nur auf Techniken oder »Ergebnisse« konzentrieren, werden unsere Aktivitäten mechanisch und leblos. Wenn wir Techniken einsetzen und den Prozeß ihrer Anwendung als Vehikel für die Selbstdarstellung des Geistes begreifen, dann gibt uns das, was wir tun – was immer es sein mag –, das Gefühl, daß wir lebendig, glücklich und zufrieden sind. Ob wir Taxifahrer, Kellner, Bauleiter, Lehrer sind oder Shiatsu praktizieren – immer haben wir die Möglichkeit, unsere Lebensfreude zu entwickeln und auszudrücken. Jede Beschäftigung, jedes Hobby und jede Aktivität, die wir bewußt oder unbewußt intensiv betreiben, liefert uns einen Erfahrungsrahmen, innerhalb dessen wir unsere grundlegendsten menschlichen Bedürfnisse und Ausdrucksformen realisieren können. Die Prüfung der vielfachen Facetten einer jeglichen Situation erlaubt die Befriedigung dieser Bedürfnisse in einem Umfang, der genau unserer derzeitigen Wachstumsstufe entspricht.

Für manche mag das Studium des Shiatsu ein Katalysator für den Fortschritt und das Wachstum bei einer anderen Zielsetzung sein. Dies ist eine von vielen Möglichkeiten. Andere bleiben vielleicht langfristig oder ihr Leben lang beim Shiatsu und nutzen es als Bezugsrahmen für ihre persönliche Entwicklung. Wenn wir uns in das Shiatsu vertiefen, erkennen wir allmählich, wie sehr es allen Lebensaktivitäten überhaupt ähnelt, weil es dabei um die Bewegung, Übertragung und Transformierung von Energie geht. Wenn wir damit beginnen, Shiatsu auszuüben, sehen wir auch, daß es uns eine sehr unmittelbare Möglichkeit zur Verwirklichung jener Erfahrung gibt, die wir im Grunde suchen, wenn wir uns mit irgendeiner anderen Art von Arbeit, Hobby oder Projekt beschäftigen. Durch die Shiatsu-Praxis steigern und vertiefen wir also die Erfahrung unserer Lebenstätigkeiten. In ähnlicher Weise können wir durch Übung unseres Geistes und Begeisterung bei unserem Tun unser Shiatsu-Können entwickeln.

Es gibt eine Vielzahl direkter Gründe, die die Menschen

zum Shiatsu führen. Bei manchen ist es Neugierde, während es bei anderen echtes Interesse ist. Manche nehmen an einem Kurs teil, weil sie hierin eine Möglichkeit zum Berufswechsel oder zum Aufbau einer neuen Laufbahn sehen. Manche möchten chronischen Symptomen zu Leibe rücken, während andere Shiatsu als Ergänzung zu einer anderen Körpertherapie erlernen möchten. Vielfach sind diese Anfangsmotivationen aber nur oberflächliche Gründe. Sie verdecken unbewußt tiefer liegende Bedürfnisse.

Shiatsu-Anfänger spüren vielfach, daß diese Kunst eine Erfahrung bietet, die sie suchen, um ihr Leben zu ändern und ihm einen neuen Sinn zu geben. Das Erlernen von Shiatsu erscheint ihnen als Möglichkeit, Bewußtsein und Selbstverwirklichung zu entwickeln. Wie die Spitze eines Eisbergs sind diese anfänglichen Gründe leicht zu erkennen; in Wirklichkeit sind sie aber nur Teil eines viel größeren, aber noch unsichtbaren Ganzen.

Man hat dieses Vehikel, das wir beim Eintritt in dieses Leben empfangen, Körperseele genannt. Dies ist unser Schiff, auf dem wir den Ozean des Lebens durchkreuzen und die Erfahrung des Menschseins machen, was wir in den Anfangsstufen der Entwicklung »Selbst« oder »Ich« nennen. Erst durch unsere Erfahrungen erspähen wir die Spitze dieses »Shiatsu-Eisbergs« (Abb. 22).

Zunächst zieht uns Shiatsu als Möglichkeit an, Veränderungen herbeizuführen oder in neuer und anderer Weise unser Leben zu gestalten. Es kann uns z. B. als eine Möglichkeit des Geldverdienens erscheinen. Wenn wir dann entdecken, was dieser anfänglichen Anziehungskraft zugrunde liegt und die vielen Dimensionen der Shiatsu-Praxis zu erkennen beginnen, wird uns klar, daß es sich um einen Grundzug des menschlichen Wesens handelt, den wir alle schließlich in irgendeiner Weise zu irgendeinem Zeitpunkt verwirklichen, wenn unser Bewußtsein erwacht.

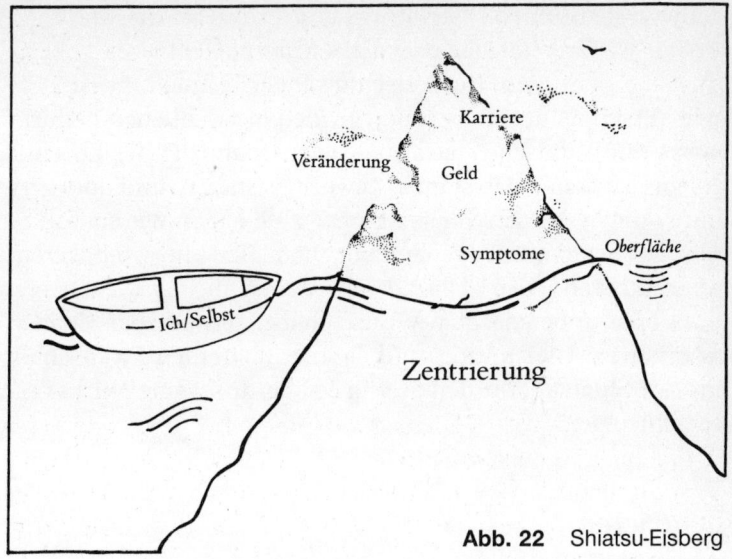

Abb. 22   Shiatsu-Eisberg

Jüngste Umfragen haben ergeben, daß 85–90 % der Menschen in Ländern mit hohem Lebensstandard ihrer Arbeit weder mit Freude nachgehen noch in ihr Befriedigung finden. Dies ist der Grund, warum man heute die Wecker mit Weckwiederholung ausrüstet, die die Menschen am Morgen drei- bis viermal aus dem Schlaf reißen muß. Unsere heutige technisierte Gesellschaft läßt die meisten Menschen bei ihrer Alltagsarbeit unbefriedigt. Irgend etwas scheint zu fehlen. Die zielgerichtete Begeisterung, die uns »Aufgewecktheit« gibt, und die Freude, die die schrittweise Annäherung an ein Ziel vermitteln kann, haben in unserer heutigen erfolgsorientierten Kultur keinen Platz mehr. Deshalb fühlen sich viele Menschen heute leer. Sie suchen nach einem Funken, der ihrem Streben wieder Feuer geben kann. Dieses unbefriedigte Verlangen drängt sie zu Aktivitäten, die das Wohlbefinden durch eine positive, ganzheitliche Lebenseinstellung fördern.

Die erste Stufe am Beginn unserer Praxis ist die Klärung, warum wir uns bewußt oder unbewußt entschlossen haben, Shiatsu zu erlernen. Der Entschluß ist kein Zufall. Er ist vielmehr Ergebnis unseres grundlegenden menschlichen Bedürfnisses und Wunsches nach intensiver Erfahrung des Lebens, indem wir seine Umstände bewußt gestalten und formen. Durch die laufenden Shiatsu-Programme haben wir entdeckt, daß die nachfolgend genannten Qualitäten die wichtigeren »unsichtbaren« Gründe sind, aus denen die Menschen bewußt oder unbewußt den Wunsch haben, etwas über Shiatsu zu erfahren. Gleichzeitig sind sie die inhärenten Eigenschaften des Shiatsu, von denen sein Erfolg und seine Wirksamkeit abhängen.

Zentrieren

Im »Neuen« oder sog. »Wassermann«-Zeitalter haben verschiedene Zentrierungspraktiken Beliebtheit erlangt. Es sind dies Entwicklungsübungen und -disziplinen, die es uns ermöglichen, unsere Energien in unserem physischen Zentrum zu konzentrieren und dieses zu kräftigen. Dieses physische Zentrum (siehe Abb. 23) nennt man *Hara,* dessen Mittelpunkt wiederum *Tanden* genannt wird.

Zentrierungstechniken, wie z. B. Meditation, Kampfkünste, Yoga und Atemübungen regen eine Harmonisierung der Körperenergie an. Durch die Konzentration der Ener-

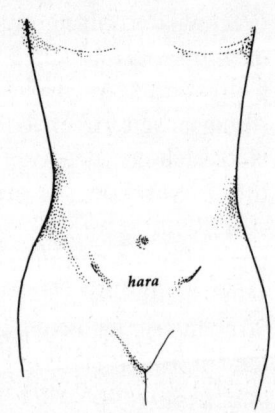

hara

Abb. 23   Hara

gie im Hara werden Seele, Emotionen und Geist miteinander verbunden, unsere Aktionen und Reaktionen harmonisieren sich in geeigneter Weise mit der natürlichen und unmittelbaren Umgebung.

Richtige Shiatsu-Anwendung führt automatisch zur Zentrierung, da es wesentlich darauf ankommt, daß alle unsere Bewegungen und Techniken vom Hara ausgehen. Wenn wir uns aus dem Hara bewegen, konzentriert sich dort die Energie, was sich auf den Ausübenden in verschiedener Weise auswirkt:

1. Wir beginnen, uns aus der Körpermitte heraus zu bewegen.
2. Wir aktivieren die Intuition und beginnen, diesen Sinn und seine Anwendung zu entwickeln.
3. Wenn wir aus der Intuition handeln, können wir uns bei der Anwendung unserer Technik besser auf die Bedürfnisse des Empfängers einstellen.

Die Erlangung der Zentriertheit bei der Shiatsu-Praxis hat eine zusätzliche Dimension. Während bei vielen Praktiken der Schwerpunkt auf der »Selbstzentrierung« liegt, wird beim Shiatsu die Erfahrung des Ausübenden auf andere ausgedehnt, wodurch man in die Anfangsphasen des »Teilens« und Gebens eintritt. Diese Qualitäten beginnen sich dann bewußt bei allen Aktivitäten zu manifestieren, wodurch die Erfahrung unseres individuellen und kollektiven Lebens bereichert wird (Abb. 24).

Kommunikation

Das Wort Kommunikation scheint für viele Menschen heute bezüglich seiner Bedeutung und seines Erlebnisgehalts ein

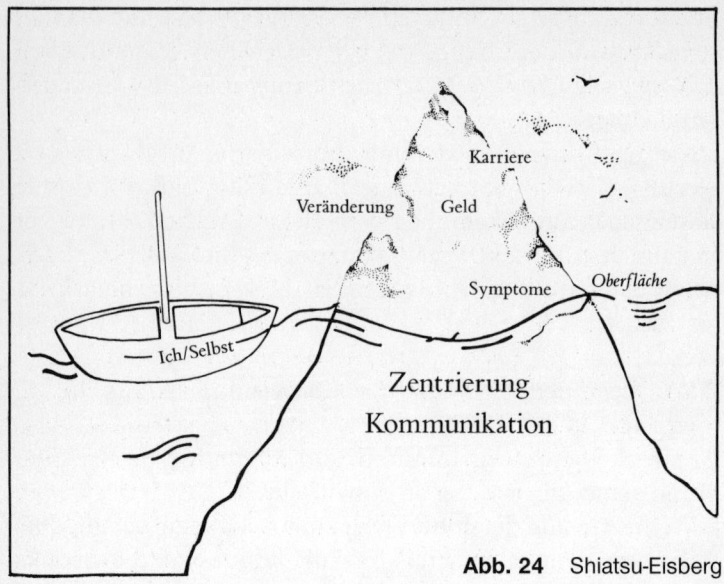

Abb. 24 Shiatsu-Eisberg

sehr verwirrender und unklarer Begriff zu sein. Es wird im allgemeinen als ein Prozeß aufgefaßt und gelehrt, bei dem eine Person etwas sagt, das als Botschaft von einer anderen Person empfangen wird, die dann eine entsprechende Antwort gibt. Dabei übermittelt die erste Person Gedanken oder Vorstellungen verbal einer zweiten Person, die dann eine konditionierte Antwort gibt. Diese Einstellung freilich schafft und festigt eine Trennung, die die Beschränkung innerhalb einer Individualität betont. Das Wort Individualität selbst bedeutet »in Teilen« oder »Schatten einer Zweiheit«. Es erlaubt uns eine gewisse Indifferenz und Unempfänglichkeit dem gegenüber, was wirklich mitgeteilt wird. Wenn wir eine Haltung einnehmen, bei der wir uns als Gegenüber verstehen, können wir der Täuschung der Trennung verfallen. Damit ist der Boden bereitet für Erwartungshaltungen, Frustrationen und

Enttäuschungen in unseren Beziehungen und für Mißver-
ständnisse in unseren menschlichen Beziehungen überhaupt.

Wenn wir einem anderen Menschen Shiatsu geben wollen,
müssen wir für seine Empfindungen offen sein. Wir müssen
empfinden können, was in seinem Körper vorgeht und was
seinen Geist beschäftigt. Bei der Behandlung fragen wir uns
ständig: »Wo sitzt sein Schmerz, seine Leerheit, sein Kum-
mer? Wo ist seine Freude, Kraft und Inspiration? Welches ist
seine Lebenshaltung?« Wir müssen diese Erlebnisinhalte fühlen können, wie wenn sie unsere eigenen wären. Dann werden sich unser Körper und unsere Hände automatisch in
einer Weise bewegen, die dem Betreffenden Erleichterung
verschafft. Unsere Berührung wird empfindsam und sensibel
für seine Bedürfnisse, und er fühlt sich gestärkt, weil unser
Shiatsu eine Harmonisierung seiner verschiedenen Energien
bewirkt. Wenn wir wahres Shiatsu geben, schaffen wir eine
Umgebung für wirkliche Kommunikation. Wenn wir tiefer
dringen, stellen wir fest, daß Kommunikation viel mehr beinhaltet als verbalen Austausch. Es beinhaltet ein weites Aus-
drucksspektrum in Form von Gefühlen, Vorstellungen, Handlungen und Reaktionen. Wieviel mehr wird doch auf dieser
unterschwelligen Ebene unterhalb des Austausches von Wor-
ten durch die Wechselwirkung unserer feineren Energiesysteme mitgeteilt! Diese Systeme, insbesondere die Meridiane und Chakras, spiegeln und tragen den Einfluß all
unserer vergangenen und gegenwärtigen Erfahrungen und
Lebensäußerungen. Die fortschreitend dichteren Systeme der
psychologischen, verstandesmäßigen, gefühlsmäßigen und
sinnlichen Energien integrieren sich und bringen schließlich
die feineren Energien und ihre Einflüsse im körperlichen
Ausdruck zur Erscheinung.

Dieses Netzwerk sich austauschender Energien schafft die
unmittelbarsten und grundlegendsten Kommunikations-
kanäle und tritt in einem größeren Rahmen von Schwingun-

gen auf, in dem sich unser aller Dasein abspielt. Mit der Entwicklung unseres Shiatsu entwickeln wir unsere Empfindlichkeit, unsere Bewußtheit und unsere Fähigkeiten auf dieser tieferen Ebene des Austausches. Wir tun dies auf die einfachste Weise: Durch Zentrierung und Berührung, die die Bewegung, den Strom und den Austausch von Energien in Gang setzt und ermöglicht. Wenn wir jemanden beim Shiatsu berühren, setzen wir damit diese Energien frei, die Formen, Bilder, Gefühle und frühere Erfahrungen enthalten, die vielfach in den verschiedenen Systemen blockiert waren. Auf dieser Ebene des energetischen Austausches und durch diese Medien drücken wir unsere persönlichen Hemmungen, Werturteile, Wünsche und Bedürfnisse aus.

Das Wort Kommunikation selbst setzt sich aus der lateinischen Wurzel *communis*, »gemeinsam«, und der Endung »-ikation« zusammen, was soviel wie Handlung oder Bewegung bedeutet. Kommunion heißt Einswerdung. Wenn wir Shiatsu geben, entwickeln wir unsere Empfindung des Einsseins. Beim praktischen Tun erkennen und erfahren wir mit der Zeit einen höheren Zusammenhang mit all den vielen Welten, die uns umgeben. Dieser Zusammenhang wird zur Wurzel unserer Wahrnehmung und unserer alltäglichen Lebensäußerung.

Die Empfindung des Einsseins oder der Verbundenheit ist auch einer jener Aspekte, die in unserer heutigen Lebenshaltung fehlen oder übergangen werden. Das Problem, das hierdurch entsteht, wird deutlich, wenn wir die Spannungen in den heutigen zwischenmenschlichen Beziehungen in der Familie, der Gesellschaft, am Arbeitsplatz und im allgemeinen betrachten. Viele Menschen suchen heute auf verschiedenen Wegen dieses Element der Einheit in ihrem Leben, wobei die Mehrzahl von ihnen nicht recht weiß, was sie eigentlich sucht. Im Grunde ist diese Einheit die wahre Natur und der wahre Ausdruck der Liebe. Sie ist nicht nur das, was wir alle in diesem Leben suchen, sie ist zur gleichen Zeit die Entfaltung unseres wahren Selbst.

Wenn wir Shiatsu geben, entwickeln wir dieses Gespür für wahre Kommunikation, indem wir Körper, Seele und Lebensumstände des anderen als natürlichen integrierten Bestandteil der Behandlung erleben (Abb. 25).

Heilung

Wenn wir uns unserer Heilungsbedürftigkeit bewußt werden, erscheint uns dies häufig als eine Barriere oder wie ein Feind, der uns bedroht und den wir überwinden müssen. Wenn wir den Kampf gegen ihn aufnehmen, erwarten sich viele von uns

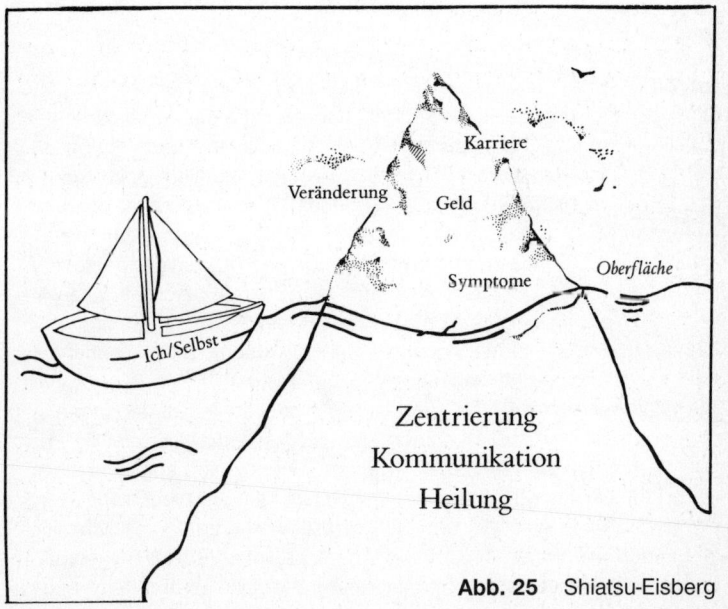

Abb. 25 Shiatsu-Eisberg

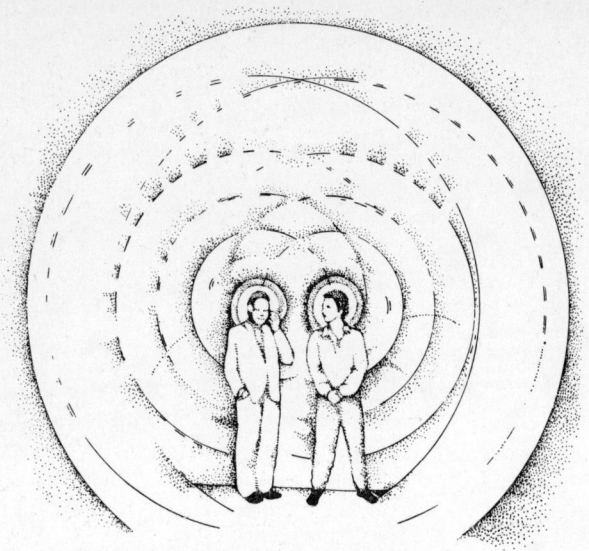

Abb. 26   Sphären des Energieaustausches

Es gibt viele Sphären zirkulierender, im Austausch stehender Energien, die unser Gesamtwesen ausmachen. Jede Sphäre hat ihre eigene Qualität, Eigenart, Schwingungsfrequenz und Dichte. Durch die besonderen Merkmale einer Sphäre entsteht das, was wir als Körperorgane, Systeme, Gefühle, Seele usw. bezeichnen. Sie scheinen zwar getrennt zu funktionieren, stehen jedoch in einem ständigen Austausch und lösen sich schließlich in umfassendere, verfeinerte, weniger personale Energiefelder auf. Die Übertragung unserer Energie bzw. das, was wir schließlich als Kommunikation bezeichnen, geschieht am unmittelbarsten über die verfeinerten Netze, die auf verschiedenen Ebenen in der Umwelt ineinander übergehen.

Die Wirkungen oder Botschaften dieses Austausches werden in die dichteren Systeme aufgenommen, die entsprechend ihrer jeweiligen Funktion reagieren. Wenn die Bewegung einer Sphäre aufgrund eines Ungleichgewichts oder stagnierender Schwingungen blockiert ist, wird der Umfang unvollständig und die Interpretation ungenau. Gleichzeitig ist die normale Wahrnehmung auf der körperlichen Ebene so geartet, daß wir uns selbst als getrennt und andere Menschen und ihre Handlungen als außerhalb unser selbst erleben. Dies kann zu unbewußten Konflikten führen, da das Einssein, das man auf den feineren Ebenen erfährt, nicht exakt in die dichteren Ebenen gelangt. Dieser Konflikt äußert sich dann in Dingen wie Lügen, Betrügereien, Ausflüchten, Entschuldigungen usw., weil die niedrigere Schwingung unserer Worte nicht mit der unserer verfeinerteren, umfassenderen Energien übereinstimmt.

Das Auflegen der Hände schließt in gewisser Weise den Energiekreis auf der körperlichen Ebene. Die Wirkung des Shiatsu besteht darin, daß der Strom und Austausch auf allen Energieebenen angeregt wird, wodurch sich die Erfahrung der Verbundenheit zwischen dem Anwender, dem Empfänger und der Umwelt einstellt.

eine Heilung ihrer Eingeweideschwäche, ihrer Nervosität, ihrer emotionellen Schwierigkeiten oder Beziehungsprobleme, damit sie das Leben wieder voll und ganz genießen können. Wir kämpfen um unsere Gesundung, wie wenn es sich um ein befristetes Projekt mit einer bestimmten Zielvorgabe handeln würde, das uns in einen Zustand des Glücks und der Vollkommenheit entläßt. Wir tun dies in derselben Weise, wie wir mit unseren sogenannten »Schwierigkeiten« und »Sorgen« in unserem Alltagsleben kämpfen. Was aber bedeutet Heilen wirklich?

Einen Zustand des »Geheiltseins« gibt es nicht. Geheilt werden ist eine endlose Reise, die viele Etappen hat, wenn auch der grundlegende Mechanismus auf jeder Stufe derselbe ist. Nehmen wir ein einfaches Beispiel. Wenn man sich in den Finger schneidet, was geschieht dann eigentlich? Es ist eine Trennung eingetreten. Dann wird bei dem Vorgang des Heilens auf der einfachsten Ebene aus zwei wieder eins. In ähnlicher Weise ist wirkliches Heilen ein Kontinuum, das alle unsere Lebens- und Entwicklungssphären durchdringt. Durch diesen Prozeß entwickeln wir nach und nach die Empfindung und Erfahrung der Einswerdung. Wir beginnen, un-

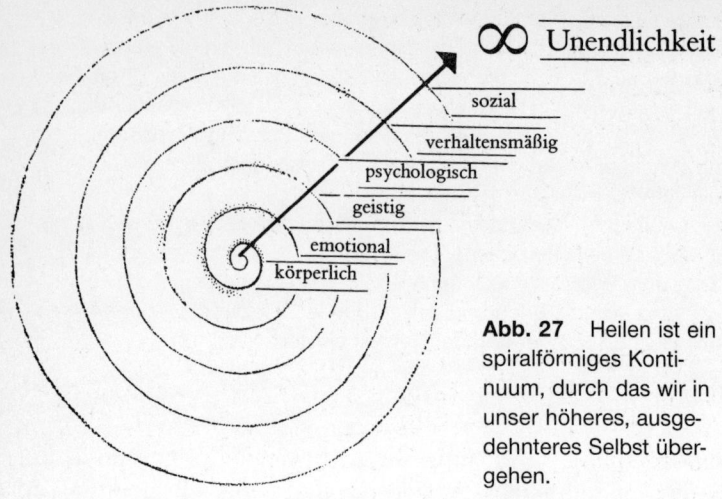

Abb. 27   Heilen ist ein spiralförmiges Kontinuum, durch das wir in unser höheres, ausgedehnteres Selbst übergehen.

seren Körper, unseren Geist und unser Sein wahrzunehmen und mit den vielfachen Hüllen des sozialen, finanziellen, natürlichen und spirituellen Daseins zu harmonisieren.

Es sind drei Stufen des Heilens zu unterscheiden:

Persönliche Ebene

Auf dieser ersten Stufe beginnen wir unsere Disharmonien in Form von Krankheit oder Schwäche primär auf der physischen, sinnlichen und emotionellen Ebene zu bemerken. Wir richten unsere Aufmerksamkeit vor allem auf uns selbst und lassen uns häufig von diesen Problemen völlig in Beschlag nehmen. Energetisch stehen viele dieser körperlichen Beschwerden in einem Zusammenhang mit den unteren Zentren oder Chakras, die auch unsere Identität, unser Ich und unser Individualbewußtsein schaffen.

Die Folge dieser übermäßigen Konzentration auf die Hei-

lung der mit diesen Zentren zu-
sammenhängenden Funktionen
ist, daß wir fortwährend deren
disharmonische Eigenschaften
der Arroganz, Trennung und
übersteigerten Selbstaufmerksam-
keit fördern. Es ist uns nicht bewußt, daß diese Haltung gerade
die letzte Ursache der Krankheiten und Probleme ist, die uns im
Leben begegnen. Wir bauen also
damit eine zweite Schranke auf,
die eine wirkliche Veränderung
unseres Zustandes unmöglich
macht.

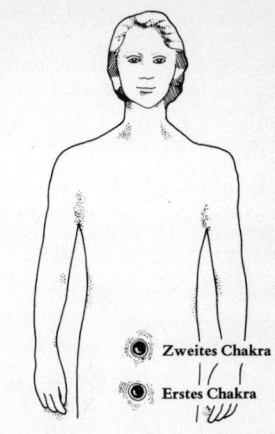

Zweites Chakra

Erstes Chakra

Abb. 28

	Körperliche Beziehungen	Persönlichkeitsfunktionen
1. Chakra	Blasenfunktion Parasympathikus, absteigender Dickdarm, Keimdrüsen, Fortpflanzungsfunktion	Identität, Ich, Erdverbundenheit, materieller Sinn
2. Chakra	Nieren, Eingeweide, Eierstöcke, Menstruation, Blutbildung	Vertrauen, Kreativität Zentriertheit, Sexualität

Diese Ebene erscheint zunächst schwierig und lästig, weil
sie uns mit einigen unserer Grundgewohnheiten im Lebensstil und in der Ernährung konfrontiert und diese als die Ursachen unserer Krankheiten erkennen läßt. Viele Menschen
geben es dann auf, sich um Heilung zu bemühen und lassen
die Krankheit sich ausbreiten und verschlimmern, weil sie
den Blick nur auf die Kausalfaktoren richten.

Diejenigen von uns, die wirklich eine Heilung anstreben,
sehen sich auf dieser Anfangsstufe plötzlich mit der Erkenntnis konfrontiert, daß man selbst für alle seine Schwierigkei-

ten verantwortlich ist und diese durch seine Trennung von der Natur selbst geschaffen hat. In dieser Phase können erhebliche emotionelle Schwankungen bei dem Ringen darum auftreten, nicht mehr anderen und den »Umständen« die Schuld zu geben, sondern zur Selbstreflektion zu finden.

Ebene des Dienens

Auf der zweiten Stufe entwickelt sich in uns der Wunsch, anderen Menschen zu helfen. Wir möchten ihnen von den Verfahren und Techniken berichten, die wir zur Verbesserung unserer Gesundheit und unseres Wohlbefindens anwenden. Zunächst bilden wir uns dabei ein, nur anderen etwas Gutes zu tun, und daß wir Dank für unsere Bemühungen verdient hätten. Wir sind dann häufig enttäuscht, wenn diese Menschen, die gerade auf die erste Stufe des Heilens gelangen, so sehr mit sich selbst beschäftigt sind, daß sie unsere Bemühungen nicht angemessen würdigen.

Bald jedoch beginnen wir die Erfahrung dieses Austausches zu schätzen, wenn wir durch sie wie in einem Spiegel unsere eigenen egozentrischen Einstellungen erkennen. Es wird uns deutlich, daß auf einer tieferen Ebene diese Einstellungen ein Trennungssyndrom fortsetzen, das sich in allen Bereichen unseres Lebens manifestiert, und daß dies sehr viel mit unseren hartnäckigen physischen und emotionellen Stagnationen zu tun hat. Wir erkennen jetzt plötzlich unseren Widerstand dagegen, uns von den Vorstellungen, Ausdrucksformen, Reaktionen und Gewohnheiten zu verabschieden, die in unserem eigenen Leben ständig einen Mangel an Harmonie erzeugen. Dadurch wird uns allmählich klar, daß Dienen an sich schon eine heilende Erfahrung ist und diese Möglichkeit alleine unsere Bemühungen zur Genüge belohnt. Wie beim Geschenk des Lebens selbst, hält die Natur die Kompensation für etwas, das wir noch zu tun haben, schon bereit. Dienst am Nächsten ist das Tor zur Heilung insbesondere unserer emotionellen und begrifflichen Diskrepanzen mit der Umwelt. Dienen ist die Brücke zu der tieferen Erfahrung des Einswerdens mit unserer Umwelt. Indem wir uns selbst durch andere sehen, entwickeln wir Mitleid und Mitgefühl für die Erfahrungen, die sie auf dem Weg der Heilung machen. Mitleid harmonisiert unsere Emotionen und bringt sie ins Gleichgewicht, während Mitgefühl hilft, die Starre unseres Denkens aufzulösen und unseren Geist zu weiten. Wir beginnen unser Einssein mit anderen zu erkennen und geben nach und nach die uns liebgewordene Vorstellung der Individualität auf. In der letzten Phase dieser Stufe gibt uns diese Arbeit tiefe Erfüllung, und wir beginnen, unser Leben am Dienen zu orientieren.

Ebene der Hingabe

Diese dritte Stufe ist das Tor zur wahren sozialen Heilung. Wir lernen, die unmittelbaren Bedürfnisse unserer Umgebung wahrzunehmen und zu erkennen, daß die Natur nach dem Prinzip des Ausgleichs arbeitet, so daß wir uns auf jede Situation in geeigneter Weise einstellen können. Es wird uns klar, daß alle Menschen und Situationen mehrere Wesensmerkmale haben, und daß die »Vorderseite«, der wir uns zunächst zuwenden, ob sie gut oder schlecht, schwach oder stark usw. ist, eine gleichwertige Rückseite hat. Alle Erscheinungen ohne Ausnahme sind so geartet. Wenn uns restlos klargeworden ist, daß die Vorderseite (Schönheit, Kraft oder Liebenswürdigkeit) von der gleichberechtigten Rückseite (Häßlichkeit, Schwäche oder Arroganz) erzeugt wird und von dieser abhängt, können wir auch verstehen, daß die einzige Möglichkeit, unsere Liebe wirklich zum Ausdruck zu bringen, darin besteht, beide Seiten zusammen als eine einzige zu akzeptieren. Deshalb ist diese Ebene das Instrument, mit dem wir Hinnahme realisieren und Liebe ausdrücken können. Sie führt auch zur ideologischen Heilung. Wir erkennen, daß die Natur von gegensätzlichen oder scheinbar antagonistischen Qualitäten erzeugt wird, die nebeneinander existieren müssen und daher, wie paradox es auch scheinen mag, komplementär sind. Degenerationskrankheiten z. B. werden antagonistisch zur Geißel des heutigen Menschen; ihr Komplement aber ist, daß sie es uns ermöglichen, die Diskrepanzen unseres modernen Lebens zu entdecken und zu ändern.

Aus dieser Sicht stehen unsere Handlungen und unsere Lebenshaltung immer im Zusammenhang mit dem Wohlbefinden und mit dem Glück unserer Freunde. Wir beginnen zu verstehen, daß wir wirklich als Eins existieren und daß erst unser Gemeinsames realisiert werden muß, bevor unser individueller Ausdruck harmonisch geltend gemacht werden kann. Grundsätzliche Merkmale wie der menschliche Körperbau, Stoffwechsel, Blut-pH und die Entwicklung des Nervensystems sind Grundvoraussetzungen des Menschseins. Wir alle haben dieselben Körperorgane und -systeme, auch wenn sie sich hinsichtlich ihrer Größe, Kraft, Ausdehnung und Kapazität unterscheiden. Wir alle sind Produkte eines hochorganisierten und kooperativen Organismus. Wir alle gehen in dieselbe Richtung, weil die Entfaltung unseres Potentials durch die Entwicklung unseres Bewußtseins erreicht wird. Dieses Bewußtsein ist letztlich universell und wird zugleich durch unsere persönlichen und zwischenmenschlichen Erfahrungen ermöglicht.

$$\text{FREIHEIT} = \frac{\text{Hinnahme}}{\text{Hingabe}} = \text{LIEBE}$$

Wenn wir einmal die wahre Bedeutung des Heilens erkannt haben, machen uns unsere Darmschwäche oder gestauten Nieren kein Kopfzerbrechen mehr, obwohl wir natürlich nach wie vor auf diese physische Ebene achten und uns um ihre Gesundung kümmern. Unsere Lebensführung, die jetzt gründlicher harmonisiert ist, manifestiert sich auf der physischen und emotionalen Ebene und harmonisiert diese. Wir erkennen, daß Heilen der natürliche Prozeß der menschlichen Entwicklung und des menschlichen Potentials ist, und daß wir, wo auch immer wir uns dieser Entwicklung zuwenden, umfassend genießen, erfahren und teilhaben können. Wir bemerken, daß wir immer in einem Zustand der Vervollkommnung sind, und daß Glücklichsein eben in diesem Zustand liegt.

In der Shiatsu-Praxis heilen wir uns selbst durch Zentrierung und Kommunikation, und wir dienen, indem wir diese Erfahrung mit denjenigen teilen, denen wir Shiatsu geben

Selbstentwicklung

Selbstentwicklung ist das Ergebnis der Zentrierung, Kommunikation und Heilung, und sie ist die Urmotivation jeglichen Handelns. Diese Selbstentwicklung betrifft nicht nur unser kleineres, unmittelbares Selbst, wiewohl dieses eingeschlossen ist. Sie hat nichts mit einem Idealbild zu tun, das wir anstreben, um cleverer, geschickter, einflußreicher oder talentierter zu werden, wiewohl auch dies eintreten kann. Durch wahre Selbstentwicklung bekommen wir ein Zusammengehörigkeitsgefühl mit der Natur als ganzer und eine Empfindung dafür, daß diese ganze Welt eigentlich als unser wahres Selbst existiert. Die Illusion der Trennung, die wir vielfach auf den Anfangsstufen unserer Entwicklung erfahren, beginnt zu weichen. Bei jeder Fortschrittsstufe unterwerfen wir uns dem Bewußtsein und der Funktion unseres wahren, umfassenderen Selbst und handeln auf der menschlichen Ebene aus dieser Orientierung. Dieses fortschreitende Wachstum, das unser kleineres, getrenntes Ich zur Auflösung bringt, ähnelt einem Nebenfluß, der in den Hauptstrom mündet, der sich wiederum in den Ozean ergießt. Um wachsen zu können, müssen wir uns zu einer Kooperation in einem größeren Zusammenhang bereitfinden. Ob wir uns nun dagegen sträuben oder nicht, daß dies unsere tiefere Bestimmung ist – wir müssen schließlich doch diese universelle Richtung anerkennen und hinnehmen. Widerstand und Ablehnung des Wachstums und der Erweiterung ist die letzte Ursache der Krankheit und des Unglücklichseins.

Wir können Shiatsu am Anfang einfach nur um derjenigen Dinge willen anwenden, die wie die Spitze eines Eisbergs über der Oberfläche liegen. Bei der weiteren Praxis werden wir allmählich erkennen, was unter der Oberfläche liegt und was Shiatsu wirklich bedeutet. Wenn uns bewußt wird, warum wir dieses Buch gekauft haben, unsere Eß-, Atem-

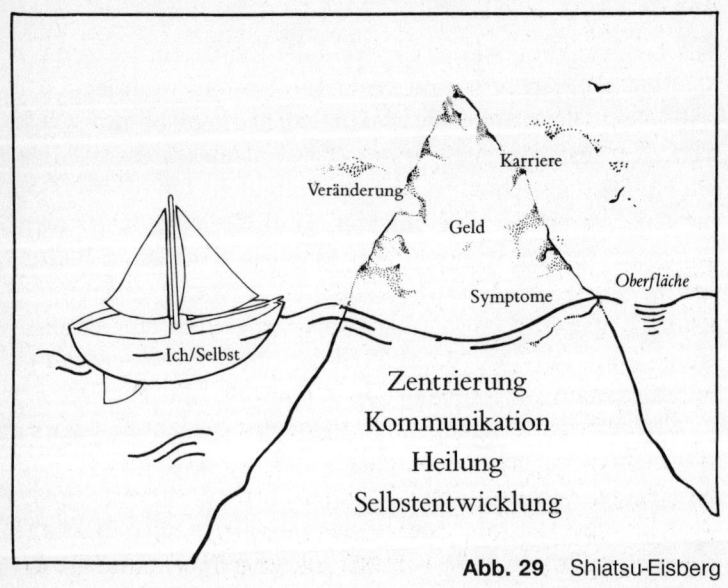

Abb. 29   Shiatsu-Eisberg

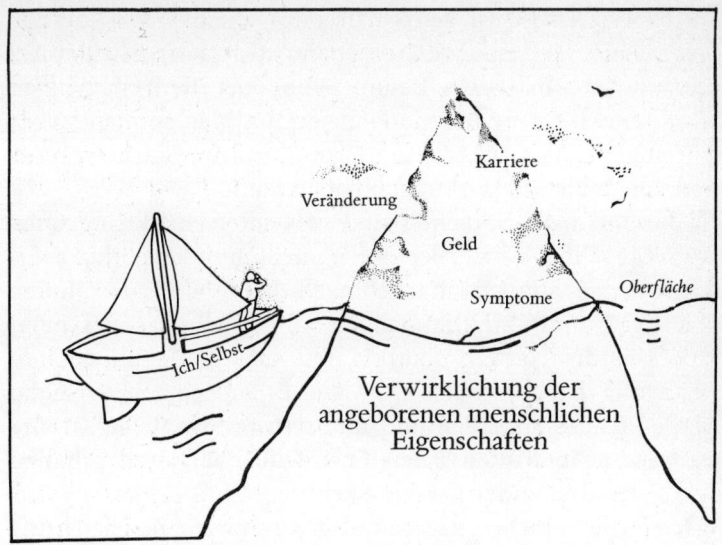

Abb. 30 Hinter all unserem Streben in Beruf und Freizeit steht das reale und angeborene Bedürfnis, unser wahres Selbst zu verwirklichen.

oder Denkgewohnheiten geändert haben, werden wir erkennen, daß es die Verwirklichung dieses wahren Selbst ist, was wir eigentlich anstreben.

Sprache und Shiatsu

Wörter, aus denen die verschiedenen Sprachen bestehen, werden aus ähnlichen Lauten erzeugt. Laute sind eine Manifestation der Energie und deshalb eine Verkörperung des Geistes. Wenn wir sprechen, übertragen die Laute, aus denen wir Worte bilden, gerichtete Energie. Durch den Gebrauch der Sprache teilen wir unseren Geist mit und können wir schöpferische oder zerstörerische Wirkungen auf unsere jeweilige Umgebung haben. Wie die Materie eine Erscheinungsform der Energie ist, so ist der Schall, der ebenfalls eine Vorstufe der Materie ist, ein Wesenselement aller körperlichen Erscheinungen. In jedem Baum, Stein oder Berg schwingen bestimmte Töne. Selbst die Planeten und das Sonnensystem erzeugen Klänge. Dies ist der Grund, warum Singen regenerierende, heilende Wirkungen haben kann.

Alte und neue Sprachen sind von unterschiedlicher Qualität. Die alten Worte benennen nicht nur körperliche Erscheinungen, sondern machen auch den ihnen innewohnenden Geist und ihre Einmaligkeit innerhalb des gesamten Prozesses der Umwelt deutlich. Aus diesem Grund müssen sie häufig bei Übersetzungen mit Erläuterungen versehen werden. Diese Sprachen und ihre reinere klangliche Zusammensetzung bewirken einen Energieübergang und schaffen eine Empfindung der Lebendigkeit.

Moderne Sprachen dagegen neigen mehr zur Zergliederung durch Analyse und Konzentration auf physikalisch-quantitative Aspekte. Viele Wörter haben einen hemmenden Effekt auf Energie und schaffen eine Empfindung der Schwere in der Umwelt. Wörter wie »aber«, »nicht«, »weil« usw. können den Energiestrom stauen. Artikel und persönliche Fürwörter (ich,

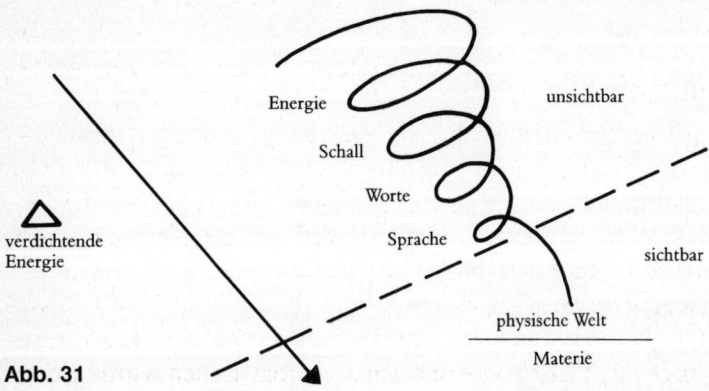

Abb. 31

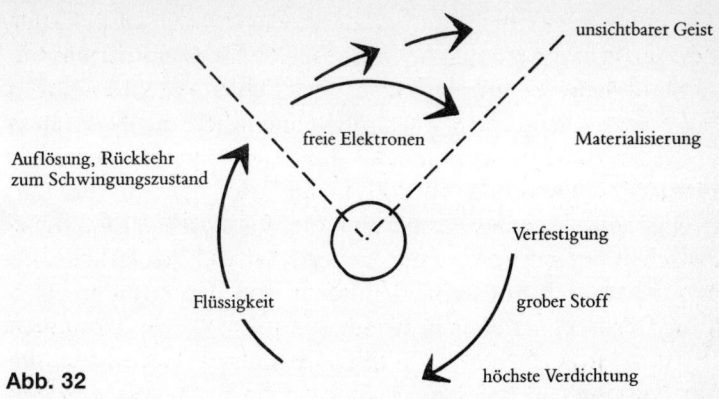

Abb. 32

du, Sie usw.) geben dem modernen Sprachgebrauch ein trennendes Moment, das es in den alten Sprachen nicht gibt. Die Energie und der Geist, den das Wort *Shiatsu* übermittelt, lassen erkennen, wie und warum die Ausübung dieser Kunst ein sehr unmittelbarer Weg zur Entwicklung und Verwirklichung unseres menschlichen Potentials ist.

Shi bedeutet »Daumen«, und die Entwicklung dieser Gliedmaße markiert, wie bereits erwähnt, einen Wendepunkt in der Evolution unseres Bewußtseins. *Shi* steht auch für das Herz, unser Zentralorgan, und verweist auf das Feuer. Um als Menschen existieren zu können, müssen wir ständig ein inneres Feuer von 37 °C unterhalten. Wenn unsere Temperatur zu weit nach oben oder unten schwankt, fühlen wir uns unwohl, und unsere Sinne, unser Denken und unsere Wahrnehmungen werden beeinträchtigt.

Shi bedeutet auch »Plasma« und ist die wahre Art unseres Bewußtseins. Unser Denken, unsere Vorstellungen und unser Schwingungszustand sind organisierte Energie in einem Zustand, den man Plasma nennt. Noch vor dreißig Jahren kannte die moderne Naturwissenschaft nur vier Zustände der Materie: gasförmig, flüssig, fest und amorph. Inzwischen wurde jedoch ein fünfter Aggregatzustand entdeckt, das Plasma. Der Plasma-Zustand tritt ein, wenn ein Gas in die einfachsten Materiebausteine zerfällt, in ungebundene, ungerichtete Elektronen (ein Yin-Prozeß). In diesem Zustand können sich die Elektronen entweder zu festkörperähnlicher Materie verdichten oder sich in reine Schwingung oder Geist auflösen. Durch die Entdeckung der Welt des Plasmas hat die Wissenschaft die Brücke zwischen der spirituellen und materiellen Welt entdeckt.

Shi hat auch mit dem Astralreich und der Zusammensetzung unseres Astralleibes zu tun.

Tsu oder »zentripetale Bildung« bedeutet Druck, d. h. die Verdichtung von Energie. *Tsu* steht auch für die »Schwingungen elektromagnetischer Energie«, die Bestandteil unserer unmittelbaren Lebenskraft ist. Druck enthält diese elektromagnetischen Energiefelder, und beides zusammen schafft unsere menschliche Erscheinung.

A verbindet und koordiniert *shi* und *tsu*. Es ist ein Laut, der die Manifestation unseres Willens, unseres größeren Selbst oder des Universums zu seinem vollkommen verdichteten Abbild einleitet, zum kleineren Selbst.

Shiatsu ist also eine Bedingung, durch die menschliches Leben existiert, und ein Mechanismus, durch den es sich manifestiert. Wenn wir *shi-a-tsu* geben, stellen wir diese Bedingungen her und sprechen die Grundzustände des Daseins in unserer menschlichen Gestalt an.

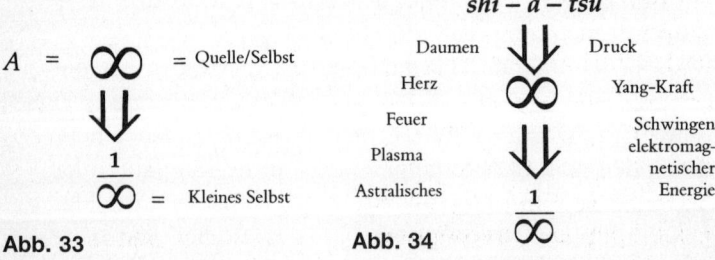

Abb. 33   Abb. 34

5   Vorübungen

Hara

Anatomisch ist das Hara unser gesamter Unterleib. Strukturell ist es unser Schwerpunkt. Etwa 5 cm unterhalb des Nabels liegt das Zentrum des Hara, das sog. *tanden*.

Um die Shiatsu-Techniken richtig anwenden zu können, müssen wir ein Bewußtsein für unser Hara entwickeln und dafür, wie alle Energie, Gefühlsregungen und körperliche Bewegung aus ihm erzeugt und gebildet werden. Techniken wie Druckanwendungen, Dehnen, Kneten usw. müssen aus dem Hara kommen.

Für unsere ersten Befunde müssen wir unsere Energie im Hara und nicht im Kopf konzentrieren. Wenn wir Energiezustände nur mit dem Verstand erfassen wollen, kommen wir niemals zu einer genauen Einschätzung. Wenn wir aber aus dem Hara urteilen, stellen sich die richtigen Antworten ein. Wenn wir uns vom Hara leiten lassen, sind alle unsere Handlungen und Techniken präzise und richtig dosiert; wenn wir zentriert sind und uns öffnen, können wir grenzenlose Energie aus uns hervorbringen. Dies schützt uns vor jeglicher Ermüdung oder Erschöpfung.

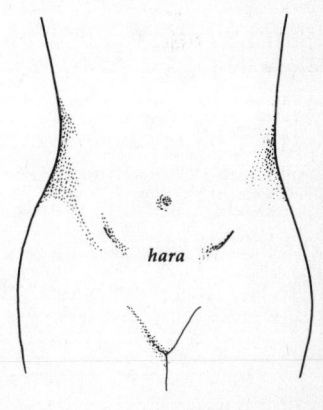

Abb. 35   Hara

Die folgenden Übungen dienen dazu, das Bewußtsein für Hara-mäßiges Bewegen zu schulen.

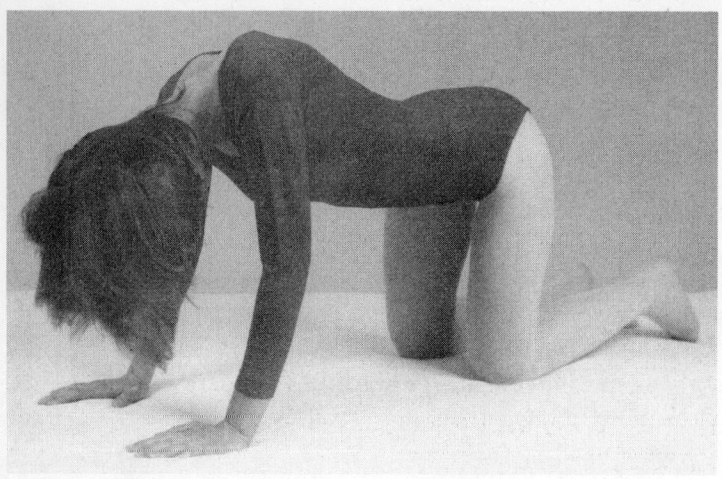

Übung 1

Verlagerung des Körpergewichts aus dem Hara

1 Vierfüßlerstand einnehmen. Eine Stellung finden, in der man sich bequem fühlt und in der man längere Zeit verharren könnte. Dann den Kopf ganz entspannt sinken lassen.

2 Tief und gleichmäßig durch die Nase atmen.

3 Beim Ausatmen langsam aus dem Hara heraus das Gewicht nach vorne verlagern, so daß es jetzt auf den Handflächen ruht; zwei Atemzüge lang in dieser Haltung verharren.

4 Beim nächsten Ausatmen in die Mittelstellung zurückgehen; zwei Atemzüge lang in dieser Stellung bleiben.

5 Beim Ausatmen Gewicht langsam nach vorne auf die linke Handfläche verlagern.

6 Gewicht langsam auf die rechte Handfläche verlagern.

7 Beim Ausatmen in die Mittelstellung zurückkehren. Schritt 3–7 zweimal wiederholen.

8 Von der Mittelstellung ausgehend Gewicht nach hinten verlagern, so daß es hauptsächlich auf den Knien ruht.

9 Beim Ausatmen nach vorne in die Mittelstellung gehen.

10 Beim Ausatmen zurückgehen und Gewicht auf das linke Knie verlagern.

11 Beim Ausatmen zurückgehen und Gewicht auf das rechte Knie verlagern.

12 Beim Ausatmen diagonal nach vorne auf die linke Handfläche gehen.

13 Beim Ausatmen Gewicht auf die rechte Handfläche verlagern.

14 Beim Ausatmen diagonal zurück auf das linke Knie gehen.

15 Wieder nach vorne in die Mittelstellung gehen. Schritt 8–13 zweimal wiederholen.

Konzentrieren Sie sich bei dieser Übung auf die Verlagerung Ihres Gewichts und die Erzeugung der Bewegung aus dem Hara. Alle Bewegungen sind mit dem ausströmenden Atem zu koordinieren.

Wenn Sie diese Übung einige Monate lang täglich ausführen, werden Sie Ihr Hara bewußter einsetzen lernen und sich angewöhnen, beim Halten und Anwenden von Druck von vornherein eine zentrierte Haltung einzunehmen.

Diejenigen, die bereits Shiatsu geben, werden sehr ausgeprägte Veränderungen der Qualität, Kraft und Wirksamkeit ihrer Behandlung feststellen.

Übung 2

Krabbeln

Im Babyalter war all unsere Energie noch zentriert und kam aus dem Hara. Wenn man die Atmung eines neugeborenen Kindes betrachtet, wird man feststellen, daß sein Hara sehr aktiv nach innen und außen geht. Dies ist der Grund, warum Babys so laut und anhaltend schreien können. Die Bewegungen der Ärmchen und Beinchen sind nur scheinbar unkontrolliert; bei genauerem Zusehen stellt man fest, daß diese Bewegungen sich spiralförmig aus dem Hara entwikkeln. In einem bestimmten Lebensalter dreht sich das Baby und beginnt, den Vierfüßlerstand einzunehmen. Es setzt dann seine angebotene Zentriertheit in Krabbelbewegung um. Die Wiederholung dieser frühkindlichen Erfahrung ist ein sehr wirksames Instrument für die Wiedergewinnung unserer natürlichen Zentriertheit, eine grundlegende Fähigkeit, die viele von uns aus verschiedenen Gründen verloren haben.

Wenn Sie Übung 1 abgeschlossen haben, beginnen Sie damit, durch das Zimmer zu krabbeln. Haben Sie keine Hemmungen. Gehen Sie in alle Richtungen und verlagern Sie Ihr Gewicht auf jede nur denkbare Weise. Folgen Sie Ihrem Hara und, vor allen Dingen, versuchen Sie mit Freude zu spielen.

Druck

Druck in verschiedener Stärke und Qualität ist ein wesentliches Element in der Manifestation aller physischen und nichtphysischen Formen inklusive des menschlichen Lebens.

Beim Shiatsu ist die Entwicklung der Fähigkeit, in angemessener und gefühlvoller Weise Druck anwenden und erzeugen zu können, der Schlüssel zur Effektivität und Wirksamkeit. Wenn ein Bereich oder System unseres Körpers drucklos wird, fehlt ihm die notwendige Lebensenergie oder *ki*, die eine normale Funktion und Lebensaktivität des Gesamtorganismus ermöglicht. Dies äußert sich als *kyo* oder Energiemangel. Wenn wir durch Berührung einen Reiz setzen, erzeugen wir Druck an inaktiven *kyo*-Stellen und revitalisieren die grundlegenden Lebensaktivitäten.

Energiequalitäten – Kyo und Jitsu

Beim Shiatsu beziehen sich »yin« und »yang« mehr auf die Richtung und Tendenz der Energie. Die Ausdrücke *kyo* und *jitsu* beziehen sich mehr auf die Qualität und die Stärke der Energie und ihre Intensität.

Kyo ist Energiemangel. Es ist ein Gefühl der Leere oder Unbefriedigtheit. Kyo bedeutet auch Unsichtbarkeit oder Verborgenheit.

Jitsu andererseits ist Fülle oder Überschuß an *ki*-Energie. Sie ist ausgeprägt, auffällig und überaktiv. Jitsu ist leicht erkennbar. Es ist sichtbar und im Vordergrund.

Kyo ist in der Regel tief, während *jitsu* an der Oberfläche liegt.

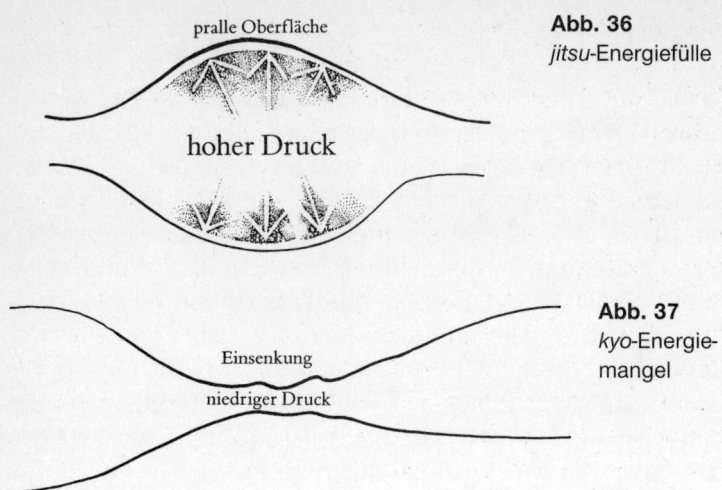

Abb. 36
jitsu-Energiefülle

pralle Oberfläche

hoher Druck

Abb. 37
kyo-Energie-
mangel

Einsenkung
niedriger Druck

Merkmale von Kyo und Jitsu

Kyo	Jitsu
Ursprung	Ausgleich
leer	voll
kraftlos	Widerstand
verborgen	auffällig
Streben	Erfolg
unbefriedigt	handelnd
tief	Oberfläche

Die Ermittlung von *kyo* und *jitsu* und der verschiedenen
Empfindungen, die sie im Körper bewirken, ist die grundle-
gende Vorarbeit für die Deutung der Sprache der Energie.
Diese diagnostische Arbeit erfolgt während der Behandlung
auf zweierlei Art: Erstens durch unsere Empfindungen und
Wahrnehmungen, durch die wir feststellen können, ob die
Energie eines Menschen schwach, stark, fließend, träge,
blockiert usw. ist, und zweitens durch sorgfältige Beobach-

tung der Reaktionen, die wir bei der Berührung des Körpers des Empfängers auslösen. Indem wir das, was wir bei unserer Berührung empfinden, mit dem verbinden, was wir intuitiv erfassen, können wir den Zustand der *ki*-Energie eines Menschen diagnostizieren.

Schmerzen an *kyo*-Punkten können unangenehm und unerträglich sein, wenn wir zu schnell oder zu stark eindringen. Der Körper ist hier besonders empfindlich und nimmt sofort als Ganzes eine Abwehrhaltung ein, um sich zu schützen. *Kyo*-Punkte entspannen und lösen sich durch festen, aber gleichzeitig sanften Druck und durch behutsame Dehntechniken. Wenn diese Techniken ihre Wirkung entfalten können, stellt sich beim Empfänger eine tiefe Erleichterung ein. Schmerzen in einem *jitsu*-Bereich sind leichter erträglich und oberflächlicher. Beim Betreffenden stellt sich die Abwehrreaktion in der Regel nur an der Stelle ein, an der Druck angewandt wird. Ein *kyo*-Zustand entwickelt sich zunächst auf der Ebene des Energiesystems des Körpers und kann dann zu Beeinträchtigungen der körperlichen Beweglichkeit oder der Organ- oder Systemaktivitäten führen. Durch diesen *kyo*-Zustand muß eine andere Funktion aktiver, kräftiger oder mehr *jitsu* werden; dies ist eine Reaktion jenes Kompensationsmechanismus, der allen Naturphänomenen eigentümlich ist. *Jitsu* baut einen Energieüberschuß in einem oder mehreren Meridianen und den zugehörigen Körperbereichen auf, um den Organismus als Ganzes ins Gleichgewicht zu bringen. Dieser *jitsu*-Zustand erscheint meist als übermäßig stark und scheint oberflächlich die Quelle der Probleme zu sein. Die Notwendigkeit dieser überschießenden Reaktion wird aber in Wirklichkeit ständig tief im Innern durch *kyo* hervorgerufen. Akute oder weniger ausgeprägte Disharmonie von *kyo* und *jitsu* äußert sich meist nur in den Meridianen und in der energetischen Gesamtbefindlichkeit des Betreffenden. Diese weniger ausgeprägten Zustände können aber auch geringfügig die Organfunktionen beeinträchtigen und verschiedene Symptome hervorrufen.

Einer der Fehler, der vielen Praktizierenden unterläuft, besteht darin, daß sie sich auf die *jitsu*-Störungen des Körpers und seines Energiesystems konzentrieren, statt das verursachende, zugrundeliegende *kyo* zu suchen. Auch dies liegt natürlich daran, daß *jitsu*-Stellen leicht festzustellen sind, während *kyo* mehr im Verborgenen liegt.

Die Bearbeitung einer *jitsu*-Stelle führt einem Bereich Energie zu, der bereits Energieüberschuß hat. Bei schwachen, chronisch kranken Menschen kann dies zu einer Verschlimmerung des Zustandes führen. Durch Anwendung der geeigneten Technik aus dem Grundprogramm, das im nächsten Abschnitt dargestellt wird, können wir dem Empfänger einen Anreiz geben, sich zu entspannen und seinen Energiefluß in Gang bringen. Allmählich wird er seinen schwachen Punkt zu erkennen geben, wenn das *kyo* an die Oberfläche kommt. Mit zunehmender Praxis wird aber unsere Wahrnehmungsfähigkeit geschärft, so daß wir diese Schwächen schneller und ganz

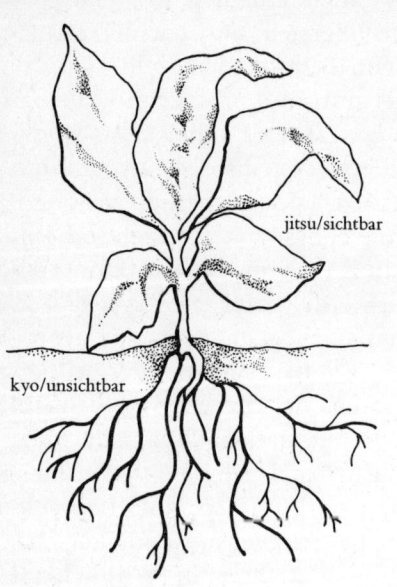

jitsu/sichtbar

kyo/unsichtbar

Abb. 38 Ein *kyo-jitsu*-Ungleichgewicht ist wie ein Unkraut im Garten. Wenn wir nur die Blätter abreißen, gehen die Wurzeln nur noch tiefer

diskret feststellen können. Wir können dann den *kyo*-Bereich, -meridian oder -punkt kräftigen, wodurch sich das *jitsu* entspannen und auflösen kann.

Der *kyo-jitsu*-Zustand, der sich im Körper als Ergebnis von Energieungleichgewichten einstellt, durchdringt natürlich auch alle anderen Ausdrucksebenen wie z. B. Emotionen, Intellekt, psychische Verfassung, Aktivitäten, Vorlieben und Lebenshaltung.

Um *kyo* und *jitsu* in dieser Weise beurteilen zu können, müssen wir unser Gespür für Energie entwickeln und dürfen uns nicht nur auf das Physische verlassen. Physische Qualitäten wie hart, weich, fest usw. sind Ausdruck verschiedener Energiezustände; zwei ganz ähnliche physikalische Eigenschaften können gegensätzliche energetische Ursachen haben. Wenn man also die Diagnose nur auf physische Befunde stützt, kann dies in die Irre führen. Als Beispiel können uns die Empfindungen beim Drücken eines Gummischlauchs dienen. Wenn dieser ungehindert von Wasser durchflossen wird, fühlt sich der Schlauch voll und gleichzeitig elastisch an. Wenn wir den Schlauch eindrücken, empfinden wir einen elastischen Widerstand, der ihn in seine vorherige Form zurückkehren läßt. Dies entspricht in etwa der ausgewogenen Empfindung, wenn man den Körper eines gesunden Menschen drückt. Wenn man Wasser in den Schlauch leitet und das Ende verschließt, so daß dieses nicht strömen kann, fühlt sich der Schlauch hart an, und der entstandene Druck gibt uns die Empfindung der Prallheit. Dies ähnelt der Empfindung des *jitsu*. Wenn der Schlauch leer ist und bei Frostkälte im Freien liegt, fühlt er sich ebenfalls äußerlich hart an. Unsere Sinne sagen uns aber, daß das Innere leer ist. Ähnlich verhält es sich mit einer Körperstelle, die chronisch *kyo* geworden ist und an der Oberfläche eine starke Abwehrspannung aufgebaut hat.

Für das Erkennen von *kyo* und *jitsu* braucht man Zeit,

Geduld und die Erfah-
rung vieler Behandlun-
gen. Man muß zunächst
einfach ein Gespür für
die Schwankungen und
Qualitäten der Energie
entwickeln, die wir un-
ter unseren Händen füh-
len. Mit der Zeit und mit
viel Praxis wird man
lernen, welcher Energie-
zustand vorliegt. Bei un-
serer Form von Shiatsu
versuchen wir stets, den
kyo-Meridian, -Körper-
bereich oder -Punkt zu
finden. Dort liegt der
Ursprung des Ungleich-

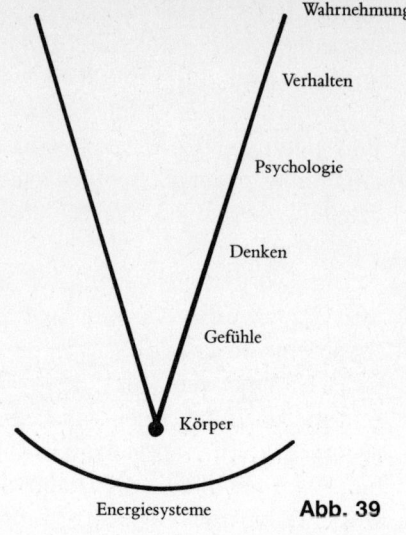

Abb. 39

gewichts. Wenn dieser Bereich gekräftigt wird, kann er an der
angespannten *jitsu*-Stelle eine Entspannung bewirken.

Beispiele für Kyo und Jitsu

Nachfolgend einige Beispiele, in welcher Art *kyo* und *jitsu*
sich äußern können.

Kyo-Jitsu-Verhältnis	Zugehörige Symptome, Zustände und Lebensführung
Nierenmeridian: *jitsu* Dickdarmmeridian: *kyo*	Häufiger Stuhlgang, Harndrang, Verspannungen im Kreuz oder in den Beinen, verdüstertes Gesicht, schwache Mimik.
Milzmeridian: *jitsu* Herzmeridian: *kyo*	Unbefriedigte Liebebedürftigkeit führt bei den Betreffenden zu einem Mangel an Herzenergie. Kompensatorisches Überessen durch Frustration. Milz wird *jitsu*.

Kyo-Jitsu-Verhältnis	Zugehörige Symptome, Zustände und Lebensführung
Gallenblasen-meridian: *jitsu* Lungenmeridian: *kyo*	Der Betreffende meidet soziale Kontakte. Er fürchtet Zurückweisung. Diese Haltung ist das Ergebnis von *kyo* in den Lungen und den zugehörigen Körperbereichen (siehe Kapitel *Diagnose*). Als Kompensation dafür wird die Gallenblase *jitsu*, was zu einem Zusammenbeißen der Kiefer, Kommunikationsschwäche und unregelmäßigen Ausscheidungen führt. Der Betreffende geht zu sehr in seiner Arbeit auf und vergißt die Entspannung.
Linke Körperhälfte: *jitsu* Rechte Körperhälfte: *kyo*	Die linke Seite erscheint größer und beweglicher. Es besteht die Tendenz, die linke Seite übermäßig zu beanspruchen und dadurch zu verletzen. Der Betreffende neigt zu Körperbetonung und Aggressivität, es fehlt ihm an Umgänglichkeit und Geduld. Häufig bestehen Beziehungslosigkeit und gestörte Beziehungen zur Mutter und anderen weiblichen Autoritätsgestalten.
Äußerlich: *jitsu* Innerlich: *kyo*	Dies ist ein ganz allgemeines Beispiel dafür, wie die körperliche Erscheinung ein langwieriges psychologisches Ungleichgewicht ausdrücken kann. Der Betreffende hat ein hartes, muskulöses Äußeres und eine kantige Mimik. Innerlich steht dem eine große Angst gegenüber, geliebt zu werden und andere merken zu lassen, daß er sich nach Aufmerksamkeit und Anerkennung sehnt. Körperlich können Verdauungsprobleme und Kreislaufstörungen bestehen. Die ursprüngliche Ursache ist die Aufnahme von Fleisch und Zucker; psychologisch liegt eine Ablehnung der Eltern zugrunde.

Durch die folgenden Übungen wird nach und nach unsere Empfindlichkeit und Interpretationsfähigkeit für Energiequalitäten entwickelt.

Übung 1

Erfühlen von sieben Energieniveaus an jedem Punkt oder Tsubo

Führen Sie die folgenden Übungen an sich selbst und dann an jemand anderem durch. Sie entwickeln die Fähigkeit, die Energieebenen an jedem Tsubo zu unterscheiden.

1. Einen Punkt oben auf dem Oberschenkel direkt an der Oberfläche berühren.

2. Beim Ausatmen langsam in das Tsubo gehen und dabei sieben verschiedene Energieniveaus zählen.

3. Die verschiedenen Empfindungen und die Qualitäten der sieben Ebenen ganz bewußt wahrnehmen.

4. Auf der siebten Ebene sollte sich die Empfindung einstellen, daß man sich am Grund des Tsubos befindet.

5. Einige Zeit am Grund des Tsubos verweilen.

6. Langsam loslassen; zu einem anderen Bereich übergehen und von vorne beginnen.

7. Einer Linie vom ersten Punkt oben am Oberschenkel bis zum Knöchel folgen, und jeden Punkt längs dieser Linie sorgfältig bearbeiten (Abb. 40).

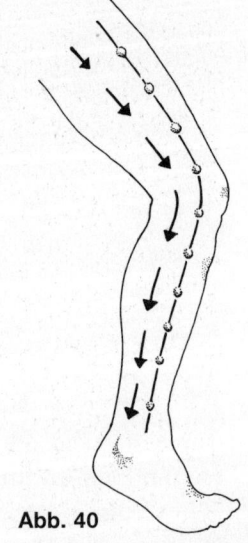

Dies geht vielleicht mit geschlossenen Augen besser. Dadurch wird der Tastsinn geschärft und optische Ablenkungen vermieden. Führen Sie diese Übung

Abb. 40

an Kopf, Arm, Hand, Fuß usw. durch. Dadurch werden Sie ein Gespür für die Eigenart der Tsubos und ihre Energie an verschiedenen Körperstellen entwickeln.

Wiederholen Sie diese Übungen an einem Partner.

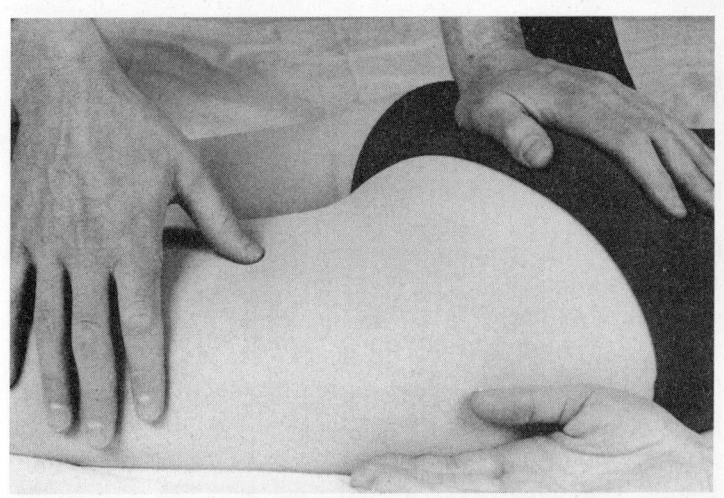

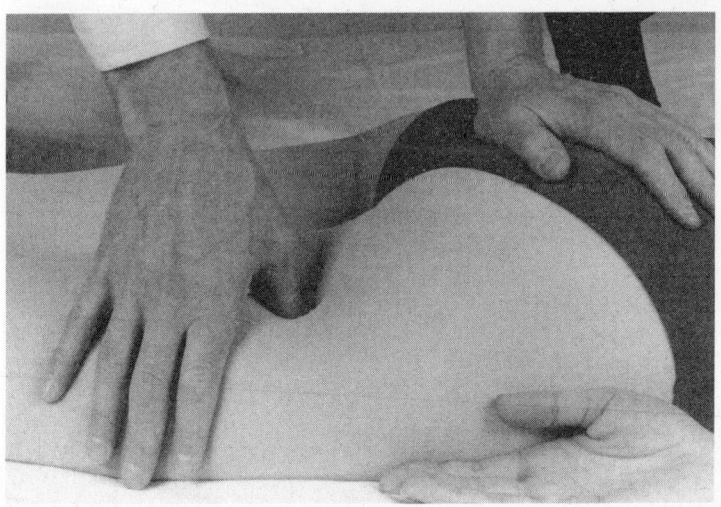

Übung 2

Wahrnehmung des Übergangs von sympathisch zu parasympathisch, von getrennt zu vereinigt

In vielen Shiatsu-Büchern heißt es, daß der Ausübende jeden
Punkt drei bis sieben Sekunden mit einem Druck von etwa
5 kg drücken sollte. Dies ist eine sehr mechanistische Regel.
In der Praxis müssen wir flexibler vorgehen. Jede Person und
jedes Tsubo hat andere Merkmale und andere Bedürfnisse,
weshalb es notwendig ist, daß wir fühlen und dafür emp-
fänglich werden, was unter unseren Händen geschieht.

Es ist wichtig, den Druck auf das Tsubo zu halten, wenn
man am Grund bzw. an der tiefsten erreichbaren Stelle angelangt ist. An dieser Stelle wird man eine Trennung zwischen
der eigenen Hand oder dem eigenen Daumen und dem Körper des Empfängers wahrnehmen. Wenn Sie den Druck aus
dem Hara aufrechterhalten, werden Sie spüren, wie sich diese
Trennung auflöst. Anschließend stellt sich das Gefühl ein,

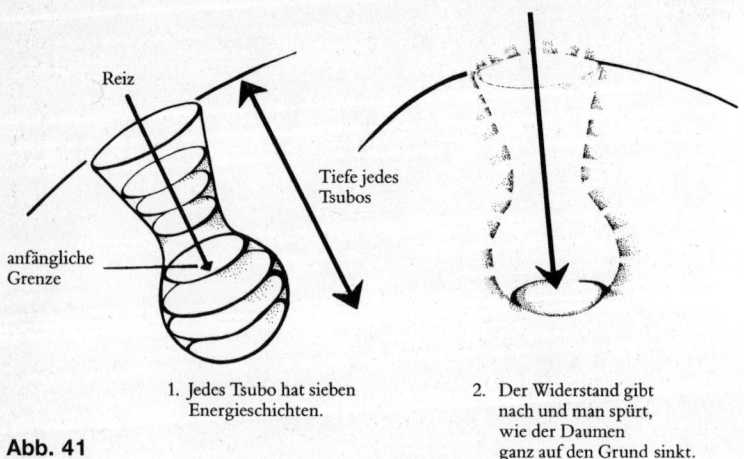

Reiz

Tiefe jedes
Tsubos

anfängliche
Grenze

1. Jedes Tsubo hat sieben
   Energieschichten.

2. Der Widerstand gibt
   nach und man spürt,
   wie der Daumen
   ganz auf den Grund sinkt.

Abb. 41

daß Sie und der Empfänger an der Berührungsstelle »eins« sind.

1. Wie bei der vorigen Übung längs einer ausgewählten Linie in einem Körperbereich vorsichtig in die Tiefe gehen und jeden Punkt gedrückt halten.

2. Wenn die Trennung aufhört, ist der Punkt energetisch aktiv und mit dem Energiesystem des Körpers verbunden, das letztlich als ein Ganzes funktioniert. Nicht selten dauert es eine gewisse Zeit, bis diese Veränderung der Wahrnehmung eintritt. Wenn es länger dauert, zeigt dies einen Widerstand auf der Oberfläche an, wodurch eine Schwäche an einer tieferen Stelle des Punkts geschützt werden soll. Dies ist die Schwäche, die ein *kyo-* oder Energiemangelzustand erzeugt. Wenn man den Druck beharrlich genug aufrechterhält, wird dieser Schutzwiderstand schließlich verschwinden. An diesem Punkt beginnt Energie in den Bereich einzuströmen, auf den der Druck angewandt wird.

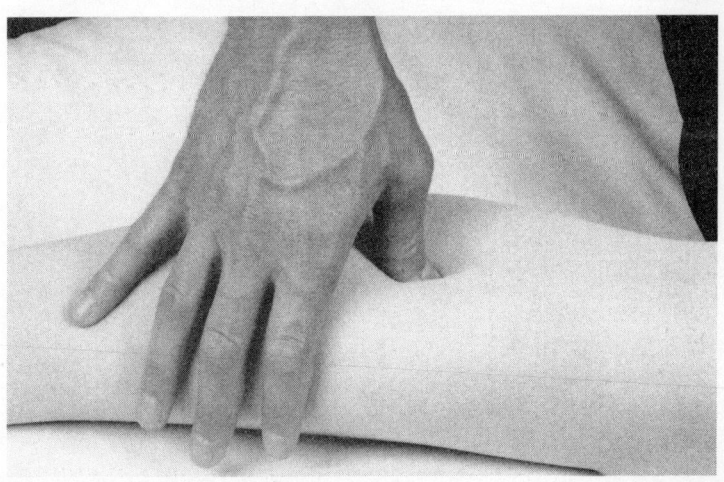

3. Die Druckanwendung an jedem Punkt ist solange auszuhalten, bis sich die Empfindung der Trennung auflöst; dies
   kann zwischen 0 und 45 Sekunden dauern. Wenn es länger dauern sollte, muß man zu einem anderen Punkt übergehen und mit der Behandlung fortfahren. An diesem
   Tsubo sollte man später einen neuen Versuch unterneh-
   men. An manchen Punkten kann sich auch das Gefühl einstellen, daß man nur eine teilweise Öffnung erzielt. Auch
   dann ist es notwendig, bei der Sitzung später wieder zu
   diesem Punkt zurückzukehren.

4. Beim ersten Drücken der meisten Punkte wird man das Gefühl haben, daß der Empfänger den Reiz nur örtlich empfängt. Dies ist die Reaktion des Sympathikus, der sich mit
   der Intention des Reizes auseinandersetzt und versucht,
   diesen vom Körper fernzuhalten.
   Wenn man weiter geduldig gedrückt läßt, wird der Reiz abklingen, und man wird fühlen, daß er jetzt vom Körper als
   Ganzes aufgenommen wird. Diese Empfindung entsteht
   aus der gesteigerten Parasympathikus-Aktivität.

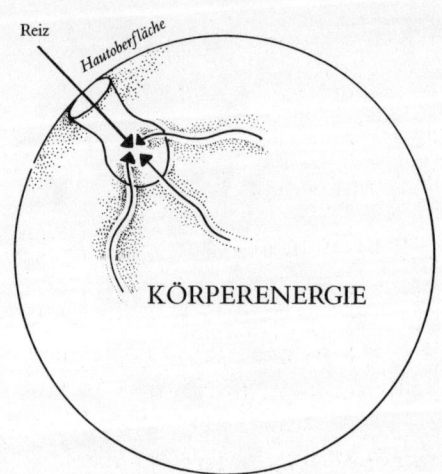

Abb. 42
Örtliche Wahrnehmung –
Der Empfänger empfindet
den Reiz nur am Punkt
der Berührung. Der Emp-
fänger ist sich des Reizes
bewußt. Der Anwender
empfindet Getrenntheit.

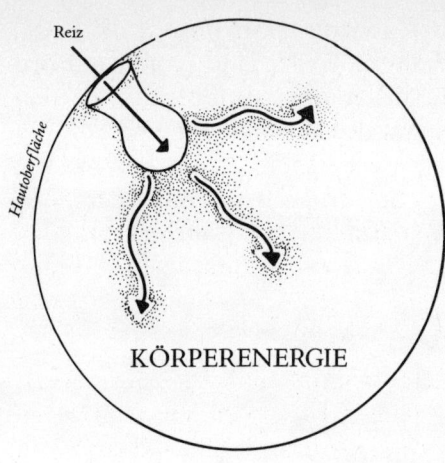

Abb. 43

KÖRPERENERGIE

Reiz

Hautoberfläche

1. Kein Widerstand am Druckpunkt.
2. Keine Trennung zwischen Empfangendem und Anwender.
3. Der Empfänger spürt den Reiz unbewußt.
4. Der ganze Körper ist Empfangender.

5. Wenn die Trennung verschwindet, spürt man, wie man auf den Grund des Punktes sinkt. Dabei handelt es sich in Wirklichkeit um eine sehr geringe Distanz. (In der Zeichnung ist das in dieser Form nicht wiederzugeben, weshalb man sehr genau auf die Empfindung seiner Hände achten muß.)

Übung 3

Einsatz beider Hände

Beim Shiatsu benutzt man so oft wie möglich beide Hände gleichzeitig. Eine Hand bleibt meist in Ruhe; dies ist die Stützhand. Die andere Hand ist die aktive oder Arbeitshand. Die Arbeitshand bewegt sich meist von der Stützhand weg und stimuliert und öffnet Tsubos. Die ruhende Stützhand sucht die Anpassung an den Körper und gibt dem Parasympathikus eine konstante Grundaufladung. Damit flößt man dem Empfänger Vertrauen ein und öffnet ihn für die Bewegung der Arbeitshand. Weil die Arbeitshand ständig auf den Anpassungsmechanismus des Körpers wirkt, hält sie den Empfänger in einem Zustand der Entspannung und läßt ihn optimal von der Behandlung profitieren.

Die *Stützhand* paßt an und verbindet sich über das Energiesystem mit der Körperempfindung der Ganzheit.

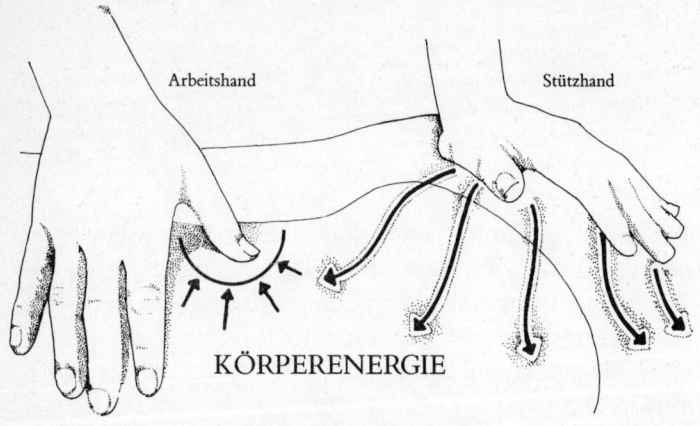

Abb. 44   Die Stützhand adoptiert und verbindet sich über das Energiesystem mit der Körperempfindung der Ganzheit. Die Arbeitshand bleibt am Punkt, bis die Anpassung eintritt.

Die *Arbeitshand* bearbeitet die Punkte, bis die Anpassung eintritt.

Wenn die Stützhand geduldig hält und ständigen gleichmäßigen Druck ausübt, stellt sich beim Anwendenden die Empfindung des Einsseins mit dem Empfänger im Bereich dieser Hand ein. Währenddessen durchläuft die Arbeitshand den Prozeß von der Getrenntheit zur Einswerdung, wie er in Übung 2 beschrieben ist.

Wenn die Arbeitshand an jedem Punkt Verbindung aufgenommen hat, hat der Ausübende die Empfindung der Einswerdung an dieser Stelle und mit dem ganzen Körper des Empfängers. Er hat auch das Gefühl, als ob seine beiden Hände zu einer einzigen geworden wären. Zwischen den beiden Händen verläuft ein deutlicher Energiestrom, und der Empfänger erlebt die beiden Berührungsstellen der Hände des Anwendenden als eine einzige große Kontaktfläche. Wenn es Ihnen einmal gelingt, diese Empfindung für sich selbst und den Empfänger kontinuierlich zu erzeugen, wird die Wirkung Ihrer Behandlung erheblich intensiver sein.

Während der Behandlung wirkt sich diese Technik beim Empfänger in der Regel wie folgt aus: Man spürt zunächst, wie sich ein kleiner Abschnitt des Körpers entspannt, an dem man arbeitet; dann wird ein größerer Bereich nachgeben, und schließlich wird sich der ganze Körper lösen. Dies ist ein Wendepunkt bei der Behandlung, der bedeutet, daß das ganze Energiesystem offen und im Fluß ist. An diesem Punkt

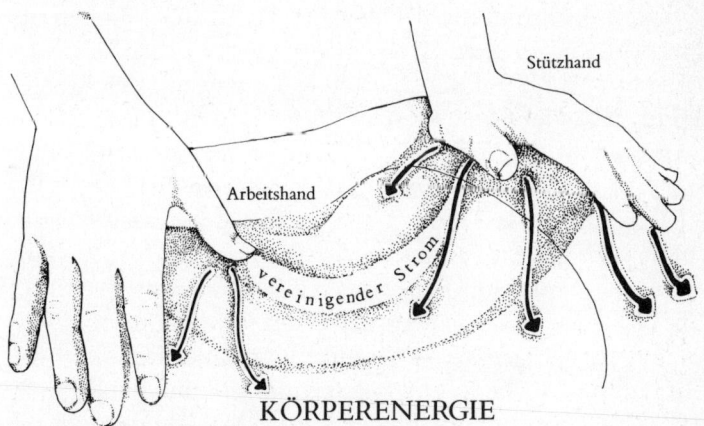

Abb. 45 Der Widerstand hört auf; die beiden Hände vereinigen sich, und ein Strom fließt zwischen ihnen.

kann man viele Feinregulierungen vornehmen. Man muß sich beim Arbeiten ständig auf die Behandlung konzentrieren und die Aufmerksamkeit im Hara halten, um die energetischen Reaktionen des Empfängers wahrnehmen zu können. Wenn dies einmal zur selbstverständlichen Gewohnheit geworden ist, dann werden sich Technik und Vorgehensweise bei der Behandlung wie von selbst ergeben.

Es ist wichtig, daß man auf beide Hände und das Hara gleichzeitig achtet. Diese Technik kann wie folgt geübt werden:

1. Stützhand auf das Kreuzbein legen.

2. Auf der Rückseite des Beins drei gedachte Linien ziehen.

3. Längs jener Linie Druck anwenden.

4. Jeden Punkt halten, bis sich die Trennung auflöst und beide Hände durch einen Energiestrom verbunden sind.

Dann in gleicher Weise mit der Stützhand auf der Schulter verfahren, während die Arbeitshand längs dreier Linien auf dem Arm Shiatsu gibt.

Die Stützhand auf den Nacken legen und mit der Arbeitshand längs einer Linie auf dem Rücken Shiatsu geben.

Es kann am Anfang hilfreich sein, hierbei eine Augenbinde zu tragen, um optische Ablenkung zu vermeiden.

Die Übungen 1, 2 und 3 sollten eine oder zwei Wochen lang jeweils getrennt geübt werden. Beginnen Sie mit Übung 1, und fahren Sie mit den Übungen 2 und 3 fort. Wenn Sie dabei Ihre Technik, Konzentration und Wahrnehmungsfähigkeit in der richtigen Weise schulen, wird Ihr Shiatsu kraftvoll sein und tiefreichende und anhaltende Wirkung haben. Nehmen Sie sich Zeit, bis Sie jede einzelne Übung wirklich beherrschen. Wenn Sie die Gewißheit haben, daß Sie diese Energieströme und Reaktionsveränderungen sicher wahrneh-

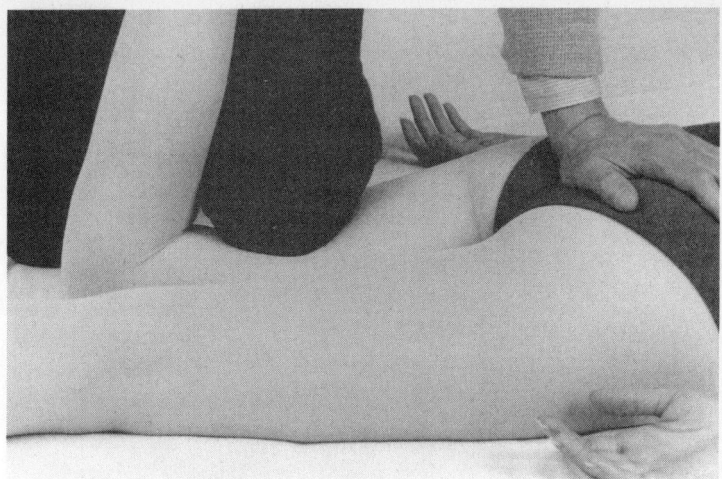

Einsatz des Knies

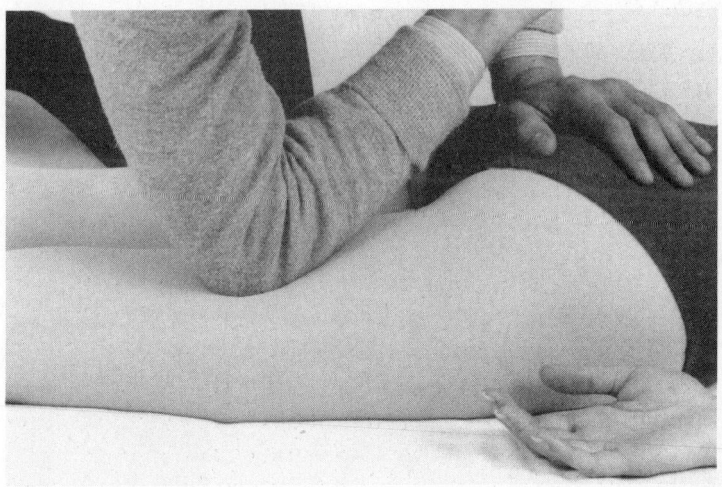

Einsatz des Ellbogens

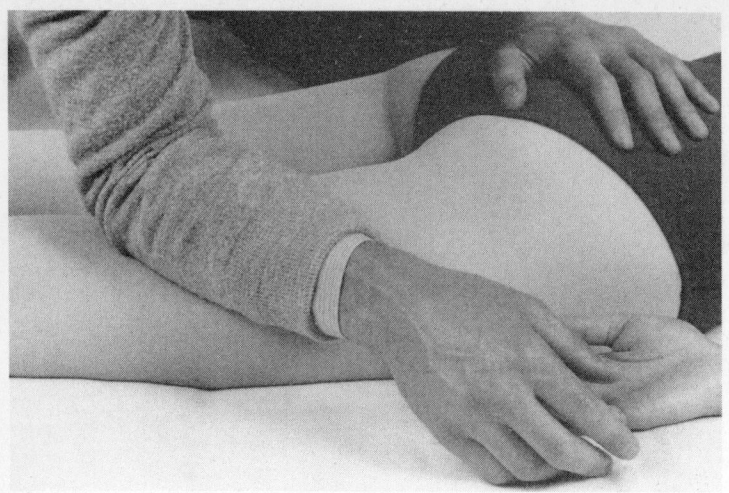

Einsatz des Unterarms

men, können Sie dazu übergehen, statt der Arbeitshand das Knie, den Ellbogen und den Unterarm einzusetzen. Mit diesen Körperteilen kann man einen tiefergehenden, kraftvolleren Druck auf eine größere Fläche ausüben, so daß man dabei am Anfang sehr vorsichtig und aufmerksam sein muß.

Allgemeine Übungen

Mit den folgenden Übungen wird das Bewußtsein dafür geschult, wie sich die Energie in unterschiedlicher Form in der uns umgebenden Welt manifestiert. Wenn uns bewußt wird, wie in den Elementen dieser Übungen ein Wechselspiel von Energien steckt, gewinnen wir wesentliche Erkenntnisse über die Ordnung und die universelle Wirkung von Energie.

Diese Übungen werden uns die Augen dafür öffnen, daß das, was wir beim Shiatsu erleben, in einem direkten Zusammenhang mit allen sonstigen Erfahrungen bei der Arbeit und in der Freizeit steht. Wenn wir dieses Gespür für die energetischen Wechselwirkungen entwickeln, kann Shiatsu unsere alltäglichen Erfahrungen erweitern, und umgekehrt.

Übung 1

1. 5 verschiedene Bälle bereitlegen.

2. Die Augen schließen, jeweils einen Ball mit den Händen aufnehmen und drücken.

3. Jeden Ball festhalten und auf dem Boden aufspringen lassen.

4. Auf die unterschiedliche Elastizität, Oberflächenbeschaffenheit, Gewicht (Schwerkraft) usw. achten.

5. Schritt 2–4 mit je einem Ball in jeder Hand wiederholen.

Übung 2

1. 5 oder 6 Oberflächen unterschiedlicher Struktur wählen.

2. Mit geschlossenen Augen über jede Oberfläche streichen.

3. In Gedanken die unterschiedlichen Eigenschaften und Merkmale einer jeden Oberfläche beschreiben. Beispiele: rauh, glatt, kratzig, grob.

Übung 3

1. Nacheinander 3 oder 4 unterschiedliche Autos fahren.

2. Auf die unterschiedliche Weichheit und den unterschiedlichen Kraftaufwand beim jeweiligen Bremsvorgang achten.

3. Die unterschiedliche Beschleunigung von jedem Auto wahrnehmen.

4. Das unterschiedliche Spiel in der Lenkung und die entsprechende Reaktion des Wagens beobachten.

Man beachte, daß beim Fahren gleiche körperliche Verrich-
tungen zu gleichen mechanischen Veränderungen führen,
daß jedoch die Fahrzeuge mit unterschiedlichem Druck, unterschiedlicher Kraft und unterschiedlicher Geschwindigkeit
gefahren werden müssen, um das gewünschte Ergebnis zu
erzielen.

6   Das Grundprogramm

Bei unseren Kursen am Shiatsu-Zentrum müssen die Teilnehmer unabhängig von ihrer Vorerfahrung ein Intensiv-Wochenende absolvieren. Dabei werden ihnen die Grundlagen der Shiatsu-Philosophie vermittelt, die in etwa das bisher in diesem Buch Gesagte beinhalten. Außerdem üben sie das sogenannte Grundprogramm.

Zweck dieses Grundprogramms ist es, das Umfeld dieser Behandlungsmethode und ein entsprechendes Menschenbild zu vermitteln. Es gibt den Teilnehmern die Grundlage für die Anwendung aller weiteren Verfahren wie z. B. der Standard-Shiatsutechniken, ihrer eigenen Neuerungen, Schwedischer Massage, Körperintegrationsverfahren, Strukturelle Integration und Energieheilverfahren. Es ist uns wichtig, daß sie ihre Shiatsupraxis und ihre persönlichen Studien innerhalb dieses weiteren Rahmens entwickeln.

Das Grundprogramm ermöglicht es uns, die Menschen, denen wir Shiatsu geben, wirklich ganzheitlich zu sehen. Wir beginnen damit, daß wir sie als einen *Zustand* von *ki*-Energie erleben, der als Ganzheit wirkt. Wenn es uns gelungen ist, diesen umfassendsten und dabei einfachsten Blick zu entwickeln, stellen sich die Einzelheiten, wie z. B. das Auffinden der Meridiane, Punkte und der Zusammenhänge des Körperbaus fast von selbst ein. Wenn wir uns dagegen zunächst mit den Details befassen, geht uns das Gespür für das Wesentliche verloren, und es gelingt uns nie, das ganze Bild zu sehen.

Wir finden am Menschen zwölf Hauptmeridiane sowie zwei spezielle Meridiane. Weiterhin gibt es Hilfs-Energieströme, innere und äußere Pfade, sowie deren Verbindungssysteme. Dies ergibt insgesamt 64 Energiewege. Es gibt 360 Haupt-Akupunkturpunkte, die sechs Hauptorgansysteme, das Skelett und die Muskeln und verschiedene detaillierte Diagnosesysteme. Man kann hieran erkennen, daß man sich hoffnungslos in Einzelheiten verlieren kann, wenn man aus der Froschperspektive beginnt. Ich habe es immer wieder erlebt, wie die Teilnehmer der Versuchung erlagen, all dieses Wissen zu pauken und dabei unfähig waren, eine einfache Shiatsu-Behandlung ohne Unterbrechungen zu geben.

Wenn wir aus der Zusammenschau beginnen und ständig üben, ordnen sich die Details von selbst. Wir entdecken auf ganz natürliche Weise die Meridiane, Punkte, Energieungleichgewichte und Haltungsfehler. Schließlich erscheinen die emotionelle und psychologische Verfassung und die Lebensauffassung desjenigen, dem wir Shiatsu geben, gleichsam wie ein Videofilm vor unseren Augen.

Im weiteren Verlauf des Kurses in unserem Zentrum werden die Einzelheiten dargestellt, wie man zu einer umfassenden und abgerundeten Praxis kommt. Die Teilnehmer befassen sich mit Technik, Diagnose und persönlicher Entwicklung, wozu auch bestimmte Ernährungsregeln für die Heilung gehören. All dies wird im Grundkurs gelehrt. In den letzten Abschnitten der Ausbildung werden die Teilnehmer zur Spontaneität geführt, so daß sie schließlich das Grundprogramm nicht mehr brauchen.

Das Grundprogramm ist zwar einfach, vermittelt aber doch ein sehr wirksames Ganzkörper-Shiatsu. Bei richtiger Anwendung stellt es eine sehr durchgreifende Behandlung dar. Bitte nehmen Sie sich für das Lernen und Üben Zeit. Auf Schnelligkeit kommt es nicht an. Sooft etwas Neues dazukommt, muß man es nicht nur verstandesmäßig wissen, sondern es auch in der Praxis erleben, um es zu verstehen und nutzbar machen zu können. Achten Sie zuerst und vor allen Dingen auf die Qualität Ihrer Arbeit, und denken Sie möglichst nicht an Bescheinigungen, Diplome oder das Entgelt für Ihre Arbeit. Wenn Ihre Arbeit gut ist, erledigen sich diese nebensächlichen Dinge von selbst.

Allgemeine Regeln für die Shiatsu-Anwendung

Die folgenden Regeln sollten vor jeder Shiatsu-Anwendung unbedingt beachtet werden. Sie versetzen den Anwendenden in eine körperliche und geistige Verfassung, die eine optimale Umgebung schafft, in der optimale Ergebnisse erzielt werden können.

1. Leerer Magen

Wenn wir Shiatsu geben, sollte die Verdauung ruhen. Dann ist das Nervensystem hoch aufgeladen, und man nimmt Schwingungen besser wahr. Wenn dagegen der Magen voll ist, wird Energie in den Verdauungstrakt abgezogen, wodurch die Empfänglichkeit sinkt. Zwischen dem letzten Essen und der Behandlung sollten etwa zweieinhalb Stunden liegen. Wenn man sich jedoch hungrig oder schwach fühlt, kann man eine ganz leichte Mahlzeit mit Vollwertgetreide oder Gemüse zu sich nehmen.

2. Leerer Geist

»Leerer Geist« ist eine weitere klassische Haltung alter, spirituell orientierter Völker. Sie bringt es mit sich, daß wir jede Situation und die verschiedenen Faktoren, aus der sie sich zusammensetzt, als eine Einheit erleben. Wir müssen alle unsere Vorurteile und Begriffsschablonen ablegen, damit wir in jedem gegebenen Augenblick die ganze Wirklichkeit erfassen können. Darauf kommt es bei der Behandlung an, denn wenn wir ganz damit beschäftigt sind, welcher Meridian aus dem

Gleichgewicht geraten ist, welche Punkte stimuliert werden müssen oder womit das Problem des Empfängers zusammenhängt, kann uns dies den Blick dafür verstellen, wie die Situation wirklich ist. Wenn unser Geist ruhig ist und wir uns vom Hara führen lassen, wissen wir auch, was wir zu tun haben, und wie wir es zu tun haben.

Für ein kraftvolles Shiatsu brauchen wir drei Dinge:
- einen einfachen, umfassenden Blick
- Hara-Bewußtsein
- einen leeren Geist

3. Nicht zwingen, sondern helfen

Wenn wir Dinge im Leben erzwingen wollen, bewirken wir das Gegenteil dessen, was wir erreichen wollen. Wenn man z. B. jemandem gesunde Nahrung aufdrängen will, wird er schließlich erst recht aus der Konservendose leben. Wenn man jemanden mit Gewalt auf den spirituellen Pfad bringen will, wird er nur noch materialistischer werden. Der unbewußte Körper arbeitet nach dem gleichen Prinzip. Wenn wir ihn in eine Richtung zwingen wollen, in die er nicht gehen will, um den Energiestrom anzuregen oder ihn flexibler zu machen, erzeugen wir nur noch mehr Spannung und Verkrampfung.

Der Körper öffnet sich, und Energie beginnt zu strömen, wenn sich der Mensch entspannt. Um dies zu erreichen, müssen wir ihnen das Gefühl geben, daß sie auf allen Ebenen unseres Austausches unsere Unterstützung haben. Bei der Behandlung muß der Körper stets so gelagert oder bewegt werden, daß der Betreffende sich entspannen und wohl fühlen kann. Drücken, Dehnen oder Drehen hat langsam und sanft, aber mit Entschlossenheit zu erfolgen. *Der Körper muß sich nach seinen eigenen Möglichkeiten jeder Behandlung anpassen können* und darf nicht von Ihrer Meinung, wie elastisch oder flexibel er sein müßte, gezwungen werden.

Der Klient kommt in der Regel zu einer Shiatsu-Behandlung, weil er fühlt, daß etwas in seinem Körper, seinem Geist oder seinem Leben aus dem Gleichgewicht geraten oder festgefahren ist. Wenn man dies weiß, muß man nicht unbedingt sofort die schwache Stelle oder Disharmonie in Angriff nehmen, die man feststellt. Eine solche Vorgehensweise löst bei dem Betreffenden eine Abwehrhaltung aus, durch die es ihm schwerfällt, sich zu öffnen, sich zu entspannen, Vertrauen zu fassen und sich zu lockern. Diese Reaktionen sind vielleicht unbewußt, behindern aber die Behandlung.

Am besten sucht man zunächst eine gemeinsame Kommunikationsebene, auf der sich der Klient wohl fühlt. Dann wird sich der Betreffende, wie auf allen Ebenen des zwischenmenschlichen Austausches, öffnen und ihnen seine Schwächen und Probleme anvertrauen. Kommunikation auf einer gemeinsamen Ebene gibt Vertrauen und Mut, so daß der Empfänger von selbst aus sich herausgeht und sich nach seinem eigenen Rhythmus öffnet, statt sich seine Probleme durch gezielte und suggestive Fragen entreißen zu lassen. Wenn er einmal die Maske abgelegt hat, entspannt und öffnet er sich während der Behandlung immer mehr.

4. Kontinuität

Die Bewegungen sollten beim Shiatsu fließend von einer Stufe zur nächsten übergehen, so daß eine zusammenhängende Behandlung entsteht. Kontinuität bei der Anwendung unserer Techniken gibt dem Empfangenden das Gefühl der Gelassenheit und des Einklangs mit dem Ausübenden. Dies ermöglicht es ihm, sich vertrauensvoll zu öffnen und zu entspannen. Wenn der Ausübende abrupt von einer Technik zur anderen oder von einem Körperbereich zum nächsten wechselt, beginnt der Empfänger am Können des Anwenders zu zweifeln. Zusammenhangslosigkeit bei der Behandlung schafft Trennung und versperrt den Energieaustausch zwischen Gebendem und Empfangendem. Aus diesem Grund empfehle ich den Schülern, jeden Schritt des Grundprogramms in der angegebenen Reihenfolge durchzuführen, bis das Ganze zu einer einheitlichen, fließenden Bewegung wird.

5. Einsatz beider Hände

Lernen Sie, bei der Arbeit mit beiden Händen zu »denken«. Damit ist gemeint, daß die Aufmerksamkeit fortwährend und gleichzeitig auf die Reaktion gerichtet ist, die jede der Hände wahrnimmt (siehe Übung 3, S. 89). Durch diese Vorgehensweise erzielt man eine tiefe Vereinheitlichung der Energiesysteme des Empfängers.

6. Natürliche Umgebung und Kleidung

Reine Baumwollkleidung ermöglicht einen fließenden Energieaustausch zwischen dem Anwendenden und dem Klienten. Untersuchungen haben inzwischen belegt, daß Kunststofffasern die Kapazität unserer biologischen Funktionen mindern, insbesondere die des Nervensystems. Die Verwendung natürlicher Materialien in der Umgebung, in der Sie Shiatsu geben, fördert einen maximalen Energiestrom. Künstliches Licht und Elektrogeräte schaffen eine Umgebung mit einem Überschuß an positiv geladenen Ionen, in der der normale Energiestrom unterbrochen, gehemmt oder gestaut wird.

7. Aufrichtiges Wollen und klare Intention

Dies ist der wichtigste Punkt von allen. Wenn unser Wollen und unsere Absichten zielgerichtet sind, brauchen wir für die Entwicklung unseres Könnens nur sehr wenig technische Ausbildung.

Die Intention ist die Art, wie wir im Inneren unsere *ki*-Energie lenken; das Wollen ist das, was wir bewirken möchten. Vergessen wir nie, daß der Zweck der Shiatsu-Anwendung das Wohlbefinden des Klienten ist. Der Lohn für unsere Arbeit ergibt sich automatisch aus der Möglichkeit, dienen und geben zu können. Unser Bestreben sollte immer sein, den Menschen, mit denen wir arbeiten, ein Gefühl der Besserung, Erleichterung und Entspannung zu geben, indem wir ihnen helfen, zu einem Zustand des Gleichgewichts zu finden.

Als ich Shiatsu lernte, zeichneten sich viele andere Teilnehmer durch vollendete Techniken mit graziösen Bewegungen aus; ihre Behandlung hatte aber wenig Wirkung und war für den Empfangenden unbefriedigend. Dies kam daher, daß sie sich so sehr auf die Technik und ihre korrekte Ausführung konzentrierten und auch sehr stolz darauf waren. Andererseits habe ich es des öfteren beobachtet, daß, wenn sich jemand müde, steif oder deprimiert fühlte, ein Bekannter ihn spontan mit Drücken, Dehnen oder Kneten zu stimulieren begann. Obwohl diese Leute keine Ausbildung hatten oder höchstens einmal jemandem beim Shiatsu zugesehen hatten, war die Wirkung sehr stark, und der Empfänger fühlte sich deutlich besser. Diese gegensätzlichen Ergebnisse haben mit der Art des Wollens und der Intention zu tun. Bitte beachten Sie dies genau, wenn Sie Shiatsu geben; davon wird es abhangen, was Sie zustande bringen.

Unser Ziel ist es, ein Mitgefühl und Miterleben für den Klienten und all das aufzurufen, was er fühlt und erlebt. Unsere Berührung und unsere Unterstützung ist wie der Trost, den wir einem Freund spenden, der sich niedergeschlagen fühlt. Indem wir einfach den Arm um seine Schultern legen, fühlt er sich schon besser und erleichtert. Dieser Zuspruch ähnelt der Berührung, die eine Mutter einem weinenden Baby gibt. Indem Sie das Kind einfach in den Arm nimmt und wiegt, entspannt und beruhigt es sich.

Wenn wir beim Shiatsu dieses Gefühl vermitteln können, werden wir sehr gute und tiefgreifende Ergebnisse erzielen. Dies sollte zu unserer Grundhaltung bei der Behandlung und überhaupt in unserem täglichen Leben werden.

Grundprogramm – Technik und Praxis

Der erste Eindruck, den wir dem Klienten von Shiatsu geben, prägt die weitere Behandlung. Wenn es uns bei unserer ersten Berührung nicht gelingt, dem Betreffenden Vertrauen einzuflößen, wird sich dies durch die gesamte Behandlung hindurchziehen. Vor Beginn unserer Arbeit sollten wir uns zentrieren, indem wir unseren Mittelpunkt in das Hara verlagern, unser Denken klären, uns entspannen und uns darauf konzentrieren, was wir tun wollen.

Zentrieren

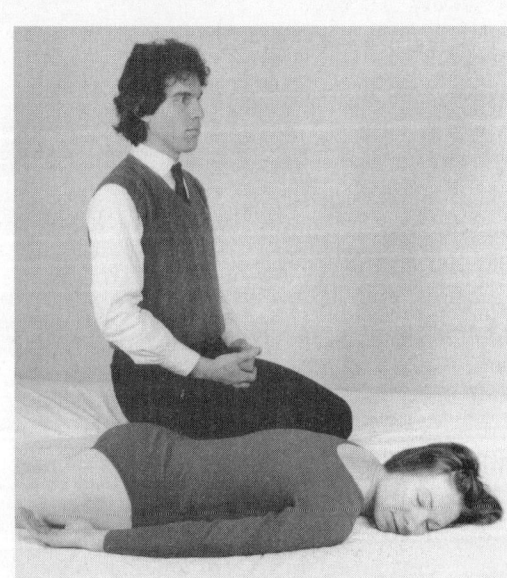

1 In *seiza* oder natürlicher Sitzhaltung sitzen. Auf einen geraden Rücken achten.

1

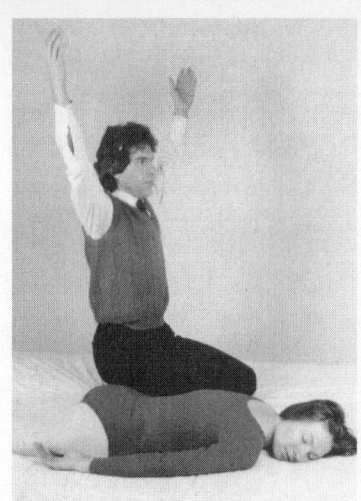
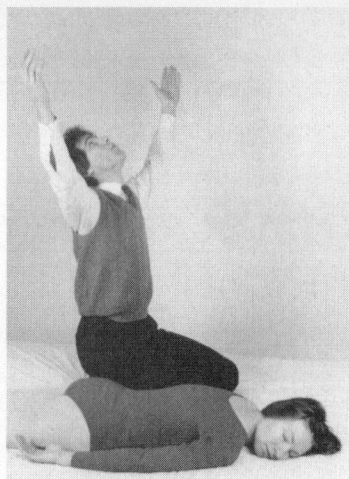

2   **3**

2 Beim Ausatmen die Hände über dem Kopf halten; die Ellbogen durchstrecken.

3 Beim folgenden Ausatmen den Kopf nach hinten sinken lassen, so daß man in Richtung der Hände blickt.

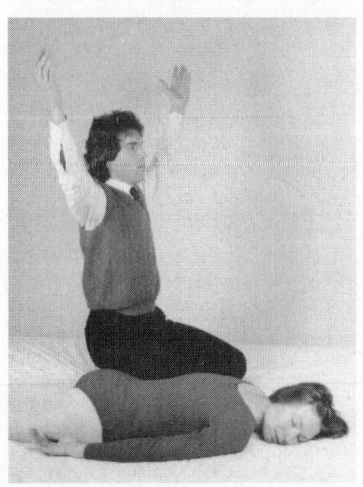

4 Ausatmen und den Kopf wieder gerade halten.

5 Beim Ausatmen die Hände langsam nach unten sinken und einige Sekunden im Schoß ruhen lassen. Natürlich und entspannt atmen. Diese Bewegungen richten Ihre Wirbelsäule auf und ermöglichen einen ungehinderten Energiestrom durch den wichtigsten Energiekanal des Körpers.

4

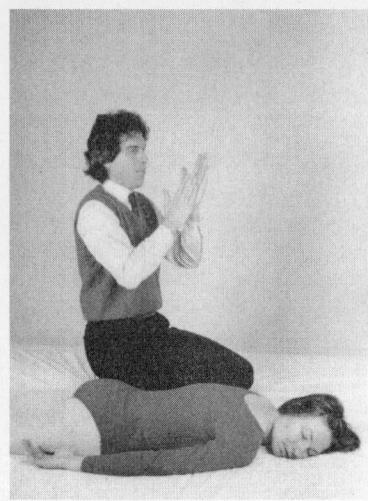

6

6 Die Hände kräftig aneinander reiben, bis sie sehr warm werden. Die Hitze zeigt an, daß die Energie jetzt in die Peripherie des Körpers einströmt.

A Die Finger der rechten Hand fest um den kleinen Finger der linken Hand schließen und kräftig drehen.

B Jeder einzelne Finger soll so behandelt werden. Mit der rechten Hand genauso verfahren.

C Die Hände nochmals kräftig aneinander reiben.

D Die Handflächen 30 cm voneinander entfernt halten.

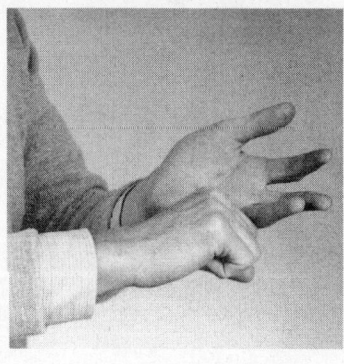

6 A

Wenn Ihr Geist ruhig ist und Sie im Hara zentriert sind, werden Sie einen Strom von *ki*-Energie zwischen Ihren Händen fühlen. Dies fühlt sich wie ein unsichtbares Kissen an.

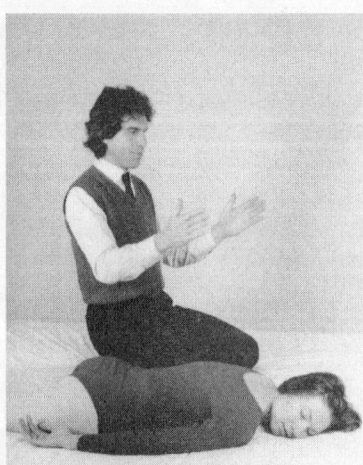

6 D

7 Etwa 30 Sekunden lang tief und gleichmäßig durch die Nase atmen.

Reihenfolge der Behandlung

Beim Grundprogramm wird der Körper in folgender Reihenfolge behandelt:

1. Rücken
2. Füße und Beine
3. Arme und Hände
4. Schultern und Hals
5. Kopf und Gesicht

- Auf der *linken* Körperseite beginnen und zur *rechten* Seite weiterarbeiten.
- Bezüglich der Haltung des Ausführenden sind die Abbildungen genau zu beachten.

Der Rücken

1 Sitzen Sie im Seiza-Sitz links neben dem Klienten. Ganz entspannt sitzen, und versuchen Sie sich vorzustellen, wie es wäre, den Körper und den Geist des Empfängers zu haben. Beides wird als eine Einheit von *ki*-Energie wahrgenommen.

2 Die rechte Hand sanft und fest auf den Kreuzbereich des Klienten legen. Wiederum seine Gesamtenergie prüfen.

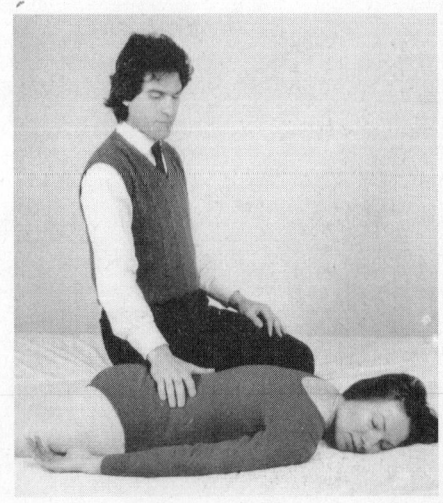

2

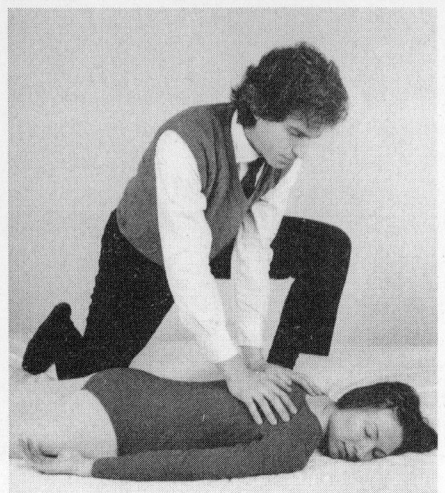

3 Die beiden Hand-
   flächen auf beide Sei-
   ten der Wirbelsäule
   im Bereich der Schul-
   terblätter legen. Unter
   Einsatz des Körper-
   gewichts in die Tiefe
   gehen und beim
   Drücken gemeinsam
   ausatmen. Am Ende
   des Ausatmens einige
   Sekunden warten.

3

In dieser Weise am
Rücken bis zum
Kreuzbereich abwärts
gehen; dies dreimal
wiederholen.

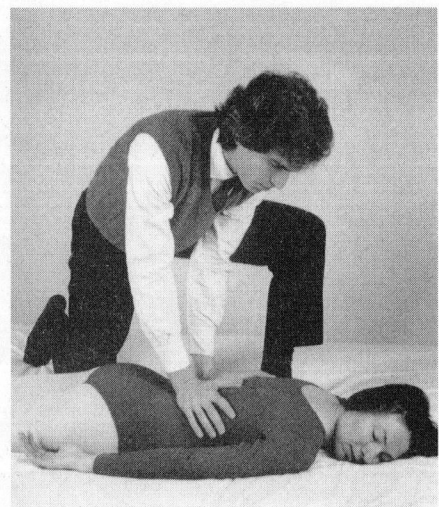

3

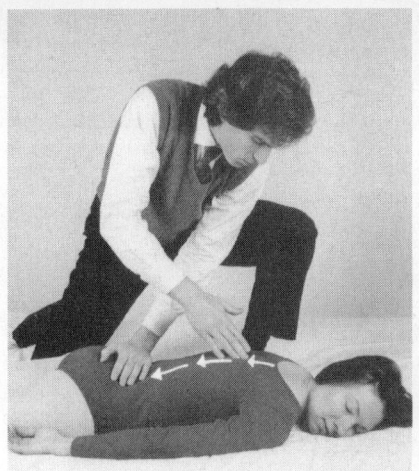

4 Formen Sie die rechte
   Hand wie die Klinge
   eines Messers (Messer-
   hand).
   Die linke Hand auf das
   Kreuzbein des Klienten
   legen und in einer kräftigen Bewegung mit
   den Fingerspitzen der

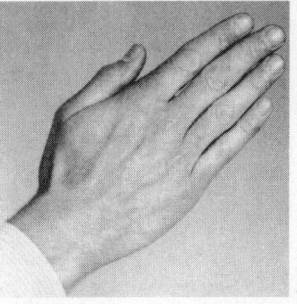

rechten Hand neben der Wirbelsäule
nach unten gehen. Dies auf beiden
Seiten der Wirbelsäule dreimal wiederholen.

Anmerkung: Diese
Bewegung soll wie ein
Schnitt entlang der
Körperlinie ausgeführt
werden. Man kann in
die Tiefe gehen,
solange sich der Klient
nicht verspannt.

5 Vibrierenden Druck
   im Zwischenwirbel-
   bereich anwenden;
   ein- bis dreimal.

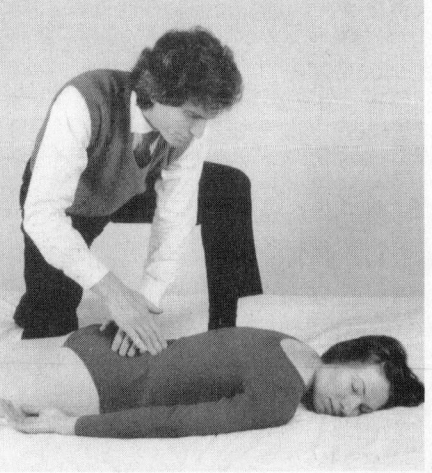

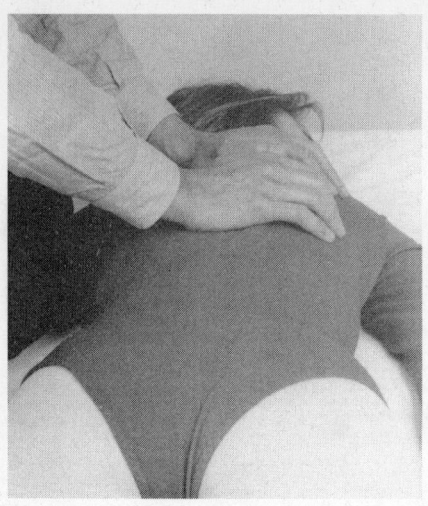

6 Rhythmisches Drücken:

A Beide Handballen auf
den Bereich zwischen
dem Schulterblatt
und der Wirbelsäule
auf der Ihnen zuge-
wandten Seite legen.

6 A

B Den Klienten
rhythmisch vor-
und zurückdre-
hen, so daß sich
der ganze Körper
wellenförmig be-
wegt. Die Hand-
ballen gleiten
dabei über die
bandartigen *sacro-
spinalis*-Muskeln.

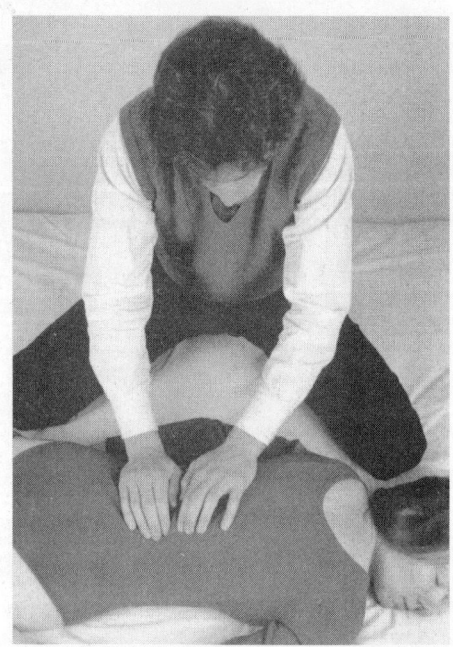

6 B

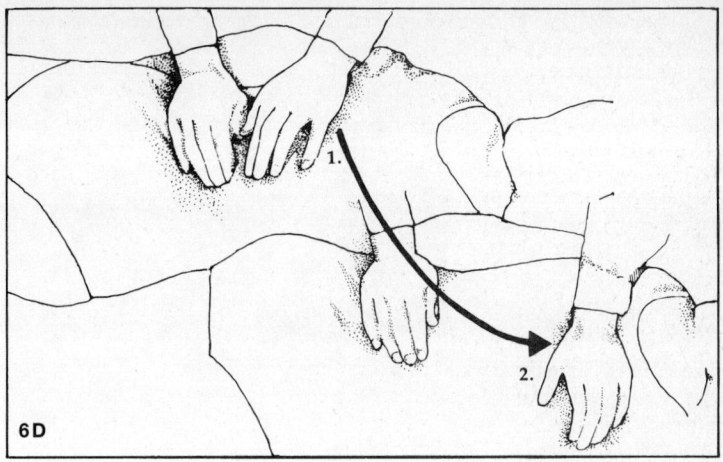

6 D

C Unter weiterem rhythmischen Drücken mit der rechten Hand am Rücken nach unten gehen und mit der linken Hand nachfolgen, wobei sich die Hände abwechselnd bewegen, bis sie im Kreuzbereich angelangt sind.

D Wenn Sie im Bereich der Taille angelangt sind, mit der rechten Hand das rhythmische Drücken fortsetzen und mit der linken nach oben zur rechten Seite des Klienten gehen. Dann die rechte Hand nachholen. (1. → 2.)

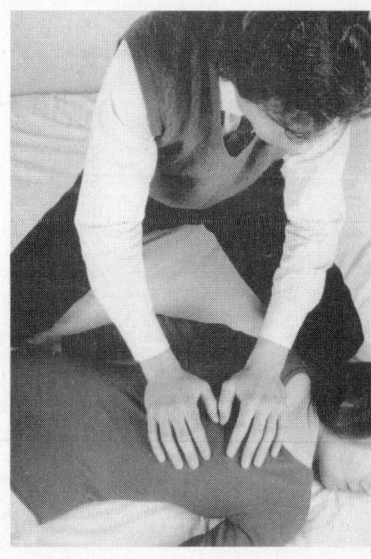

6 D

Auf dieser Seite ebenfalls die Hände abwechseln und nach unten arbeiten. Die gesamte Technik dreimal wiederholen.

E Mit den Fingerspit-
   zen statt mit den
   Handballen Schritt A
   bis D wiederholen.

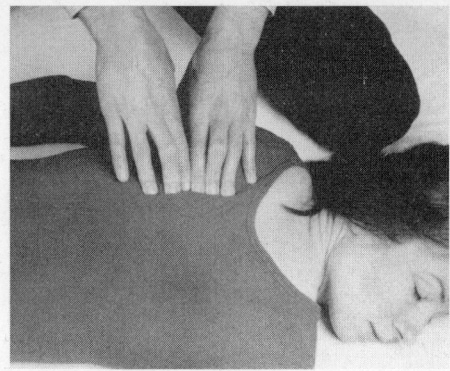

F Den Körper des
   Empfängers langsam
   zur Ruhe kommen
   lassen. Rechte Hand
   auf seiner Kreuz-
   gegend ruhen lassen,
   bis ein Wärmestrom
   zwischen seinem
   Rücken und Ihrer
   Hand auftritt.

6 E

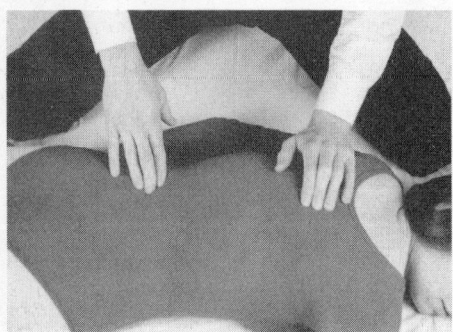

6 E

Die Hand langsam
wegnehmen. Wenn
Sie richtig konzen-
triert sind, werden
Sie spüren, daß der
Klient das Gefühl
hat, daß Ihre Hand
noch immer auf
seinem Rücken die
rhythmischen Bewe-
gungen ausführt.
Diese Art der Durch-
dringung bringt
die Entspannungs-
mechanismen des
Körpers in Gang
und den Energie-
strom zum Fließen.

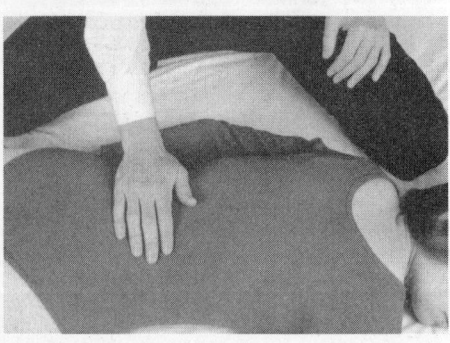

6 F

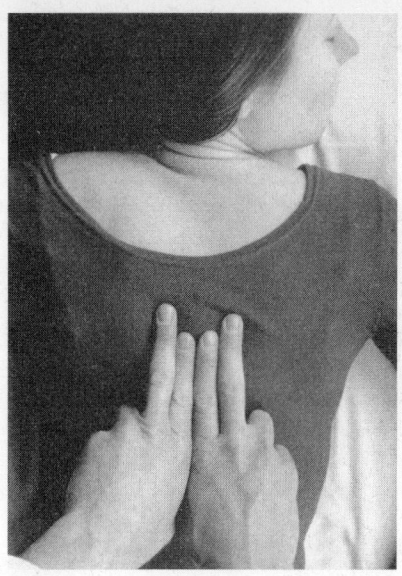

7 A

7 Der Blasenmeridian

Der Blasenmeridian ist der einzige Meridian, mit dem wir uns im Rahmen dieses Grundprogramms befassen werden. Seine Energie lädt das autonome Nervensystem auf, und er steht in direkter Verbindung mit den übrigen elf Hauptmeridianen. Der Blasenmeridian teilt sich in zwei Zweige zu beiden Seiten der Wirbelsäule. Diese heißen Blase 1 und Blase 2.

A Blase 1 liegt zwei Fingerbreit von der Mittellinie der Wirbelsäule entfernt.

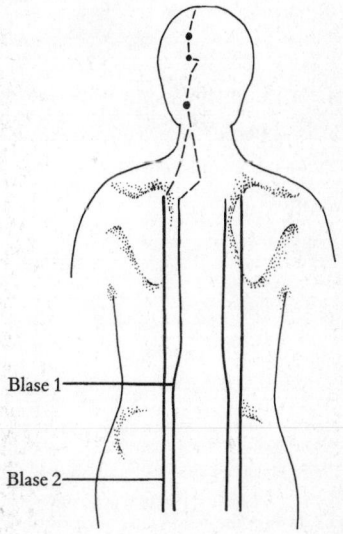

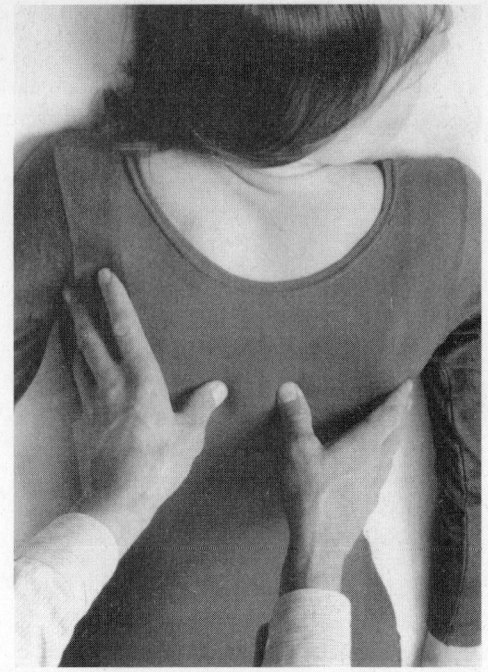

7B

B Oben am Rücken beginnend, den Rücken entlang jedes Tsubo*
drücken.

Druck aushalten, bis der Wechsel von Trennung zum Einssein
spürbar wird. Dreimal wiederholen.

---

* Die Tsubos liegen etwa 2 cm voneinander entfernt; die genaue Lage ist jedoch
im Moment nicht so wichtig. Mit zunehmender Praxis werden die Daumen
von selbst die richtige Stelle finden. Am Anfang kommt es hauptsächlich darauf an, den richtigen Druck in der richtigen Zeit auszuhalten.

C Blase zwei liegt vier Fingerbreit von der Mittellinie der Wirbelsäule entfernt.
Jedes Tsubo oben am Rücken beginnend drücken.

Bis zu dreimal wiederholen. Anwender und Empfangender atmen aus, wenn der Daumen in

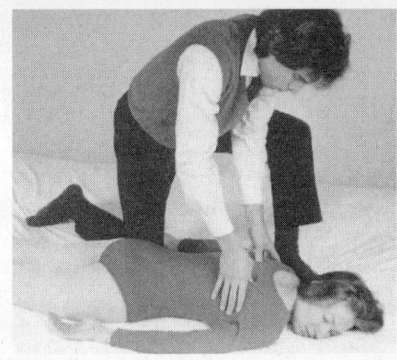

7 C

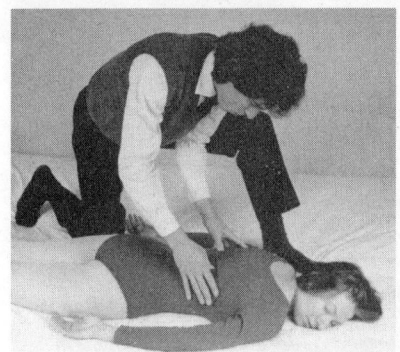

7 C

jedes Tsubo einsinkt. Beim Halten des Drucks atmen beide nach ihrem natürlichen Rhythmus.

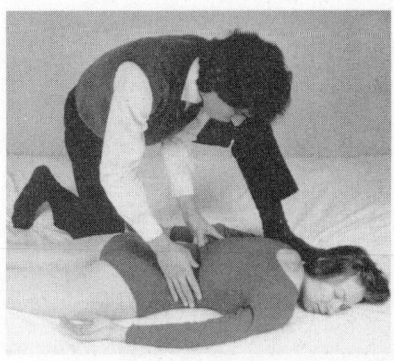

7 C

8 Schulterblatt

Zu den Schultern gehen. Die
Schultern zunächst gemeinsam
und dann abwechselnd hochziehen und loslassen. Damit
können wir die Beweglichkeit
des Empfangenden abschätzen.

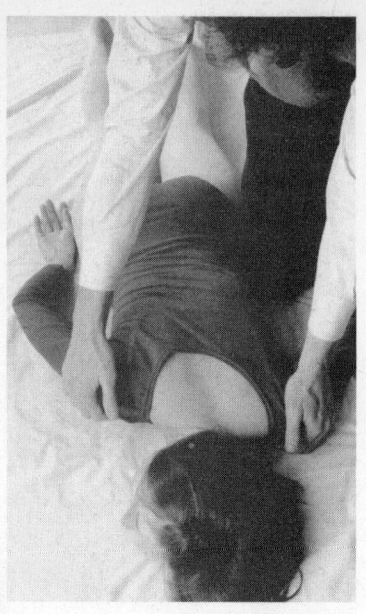

8

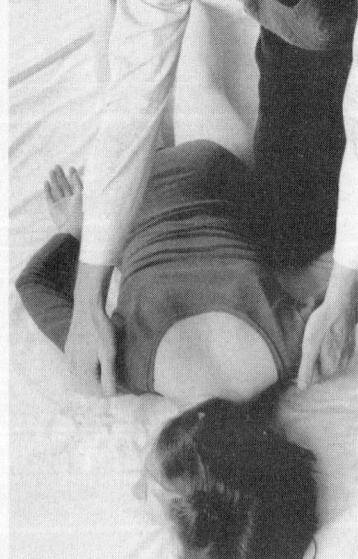

8

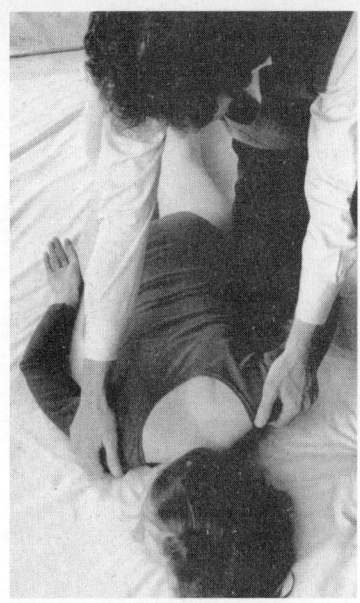

A Den Arm auf den Rücken
drehen. Dabei die Beweg-
lichkeit des Klienten
berücksichtigen.

B Knie an die Körperseite
schieben und den Arm in
dieser Stellung halten.

8

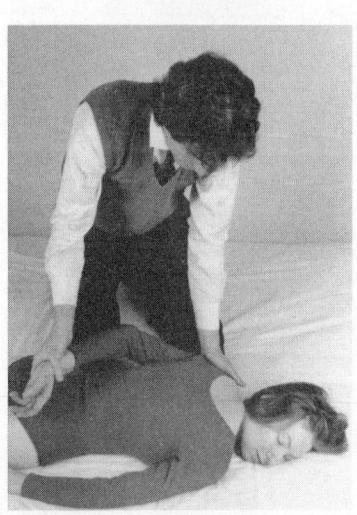

8A

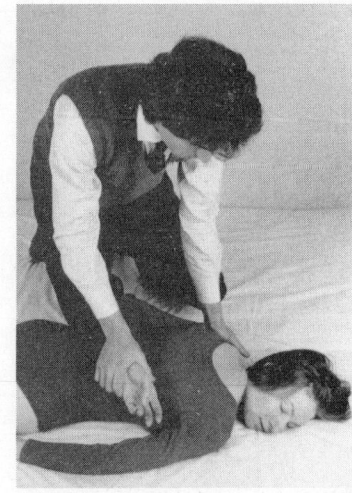

8B

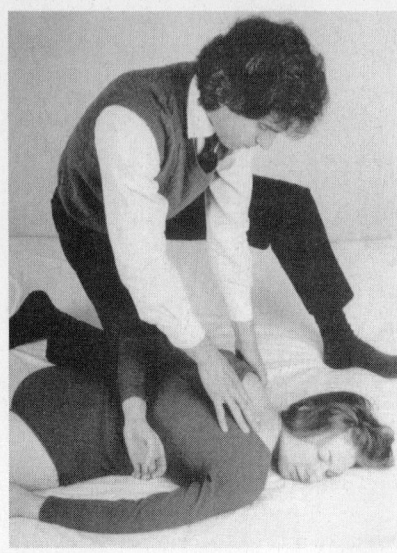

C Die Schulter mit der äußeren Hand anheben.

D Die Schulter vorsichtig anheben und fallen lassen. Die Beweglichkeit des Schulterblattes berücksichtigen.

E Mit dem Daumen zum wirbelsäulenseitigen Rand des Schulterblattes gehen.

8 C

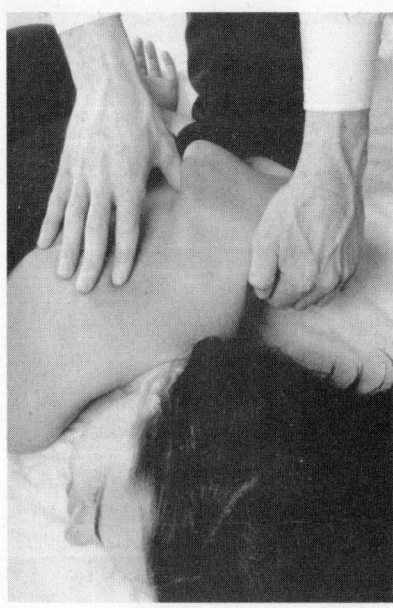

8 E

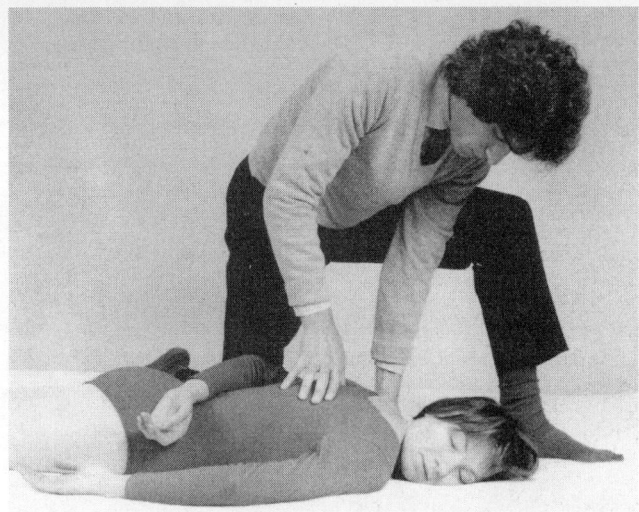

8 F

F Das Gewicht aus dem Hara nach hinten verlagern. Daumen nach innen und unter das heraustretende Schulterblatt schieben.

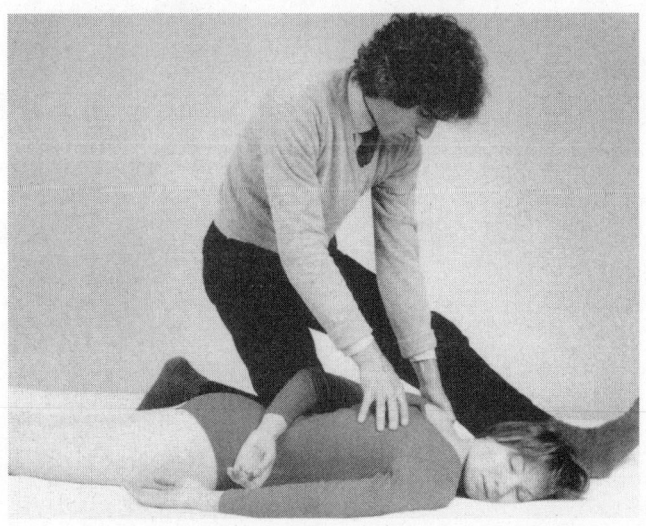

8 F

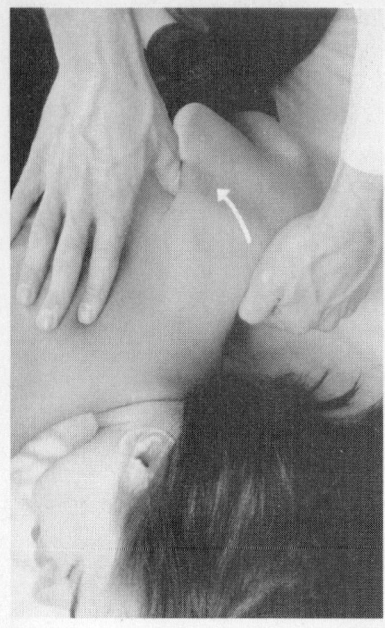

Alle Tsubos am Umfang
behandeln und genügend
lange gedrückt halten.

G Wenn die Schulter sehr
unbeweglich ist, zunächst
das Schulterblatt kräftig
nach oben und unten
bewegen und mit der
»Messerhand« unter das
Schulterblatt gehen.
Sobald Sie spüren, daß
die Energie sich zu
bewegen beginnt, in der
ganzen Schulter anhalten-
den Druck anwenden.

8 F

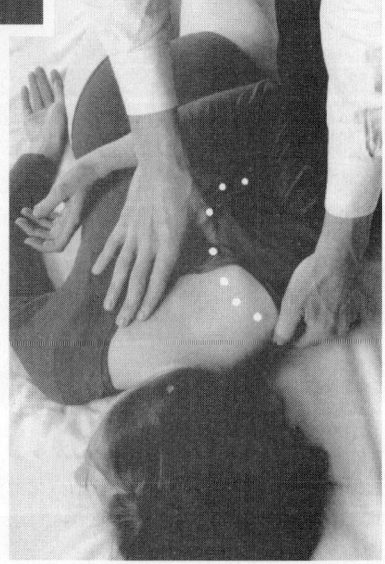

8 F

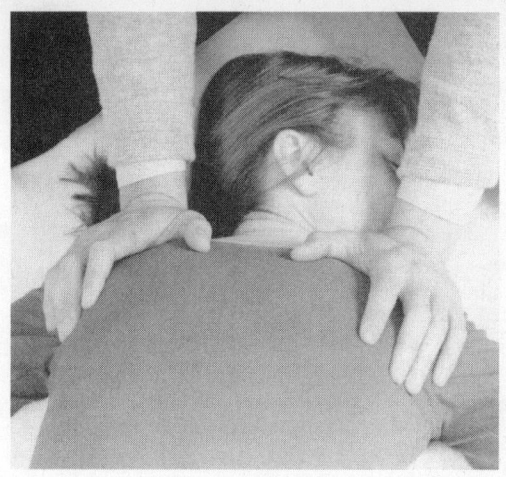

9 A

9 Sich zum Kopf des Klienten setzen.

A Handballen auf die oberen Ränder der Schulterblätter legen.

B Den ganzen Körper rhythmisch nach unten drücken, indem Sie konzentriertes *ki* in Richtung der Füße und aus diesen hinaus schicken.

C Beide Schultern gleichzeitig und dann abwechselnd rhythmisch drücken.

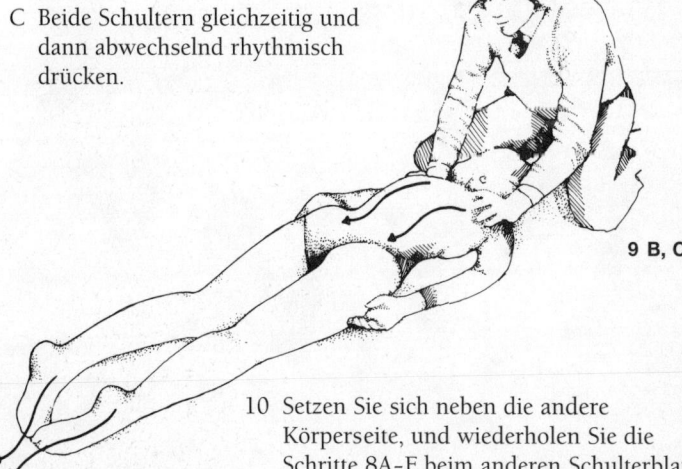

9 B, C

10 Setzen Sie sich neben die andere Körperseite, und wiederholen Sie die Schritte 8A–F beim anderen Schulterblatt.

11 Das Kreuzbein

Das Kreuzbein ist der abgeflachte Knochen an der Basis der Wirbelsäule. Es weist fünf Vertiefungen (Foramina) auf. Zum Auffinden dieser Vertiefungen sind die beiden balligen Vorsprünge an der Stelle aufzusuchen, an der das Darmbein in das Kreuzbein übergeht. Die Foramina liegen direkt innerhalb und etwas unterhalb dieser Vorsprünge.

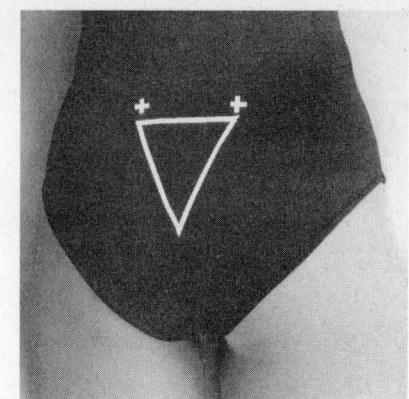

A Jede Vertiefung an beiden Seiten mit den Daumen drücken; ein- bis dreimal wiederholen.

B Die Hände übereinander legen und über das Kreuzbein halten. Beim Ausatmen drücken.

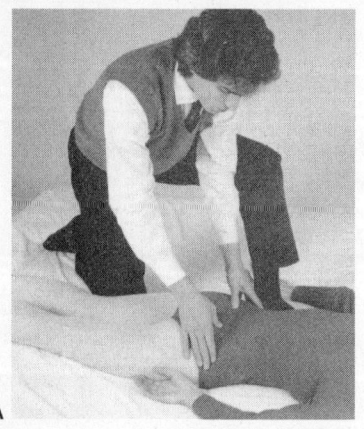

11 A

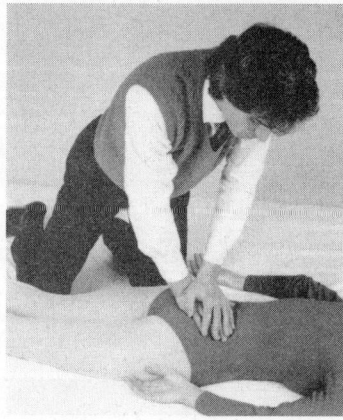

11 B

Beine und Füße

1 Mit einer kneifen-
den, knetenden,
rollenden Bewe-
gung vom oberen
Bereich des Ober-
schenkels zum
Knöchel gehen. Das
bewirkt, daß die
Energie in die
unteren Körper-
bereiche strömt.

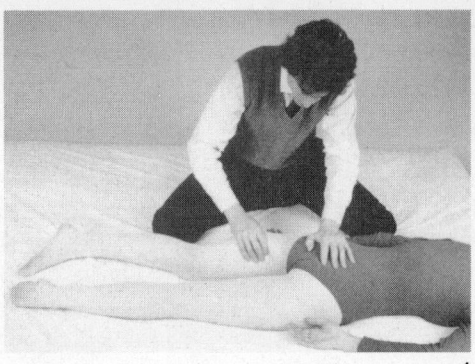

1

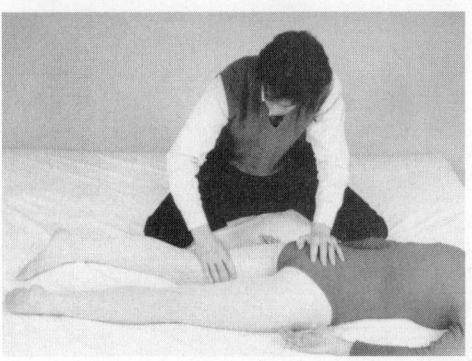

1

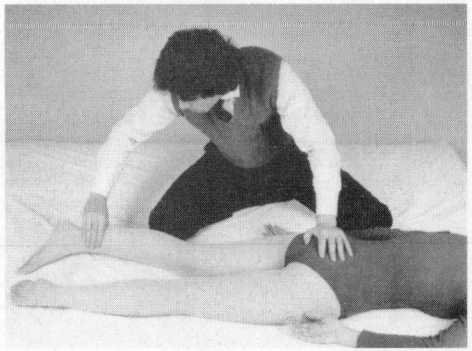

1

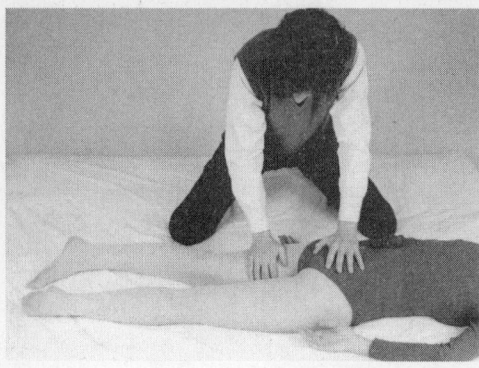

2 Die Hand, die näher beim Kopf des Klienten liegt, über das Kreuzbein legen. Sie bleibt hier liegen und bildet die Stützhand.

2

A Mit dem Handballen der Hand, die näher zu den Füßen liegt, längs der Mittellinie über Ober- und Unterschenkel statischen Druck geben.

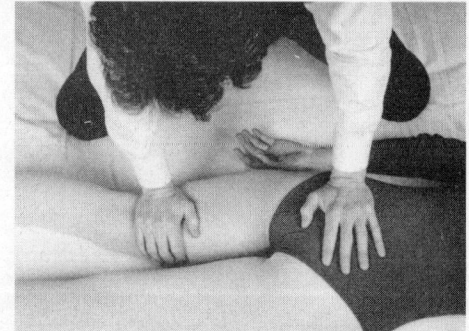

2 A

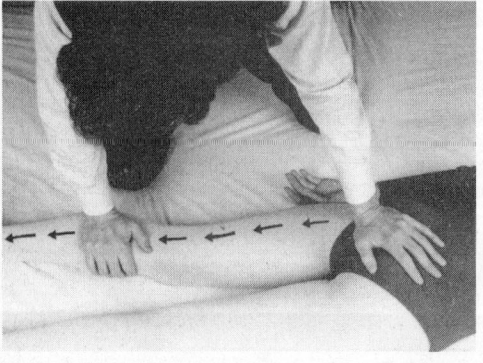

2 A

B Schritt A mit
dem Daumen
wiederholen

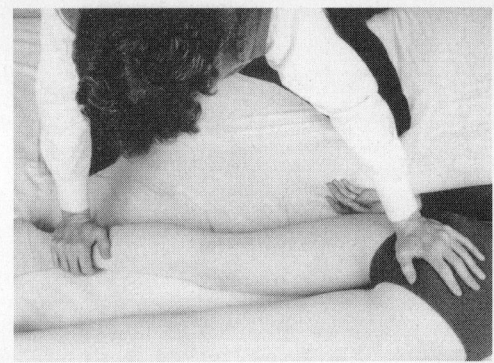

2 A

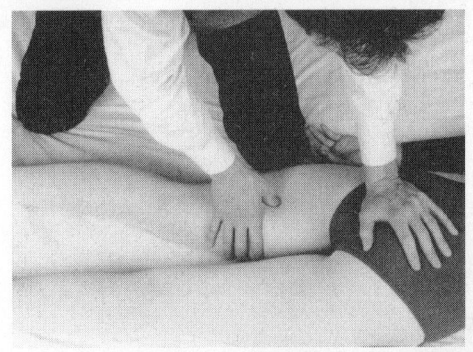

2 B

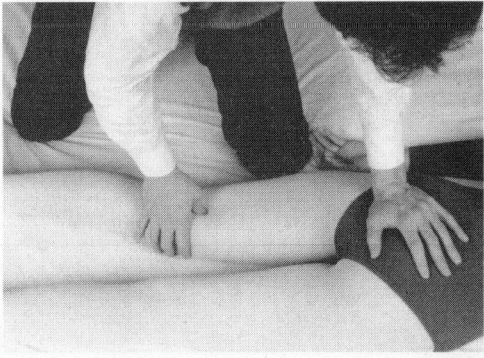

2 B

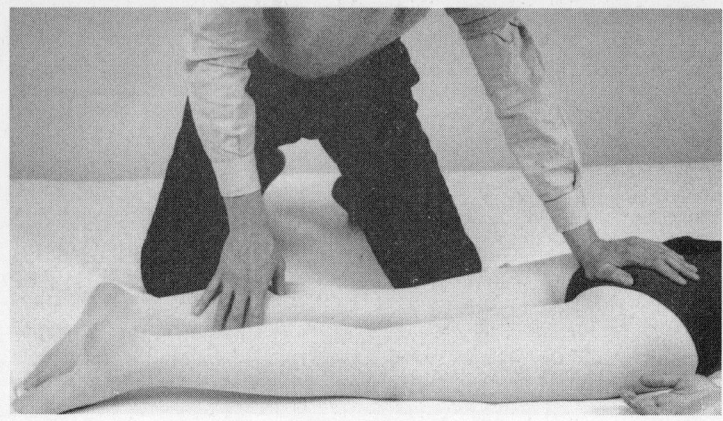

2 B

Wenn Sie sich bei der Behandlung des Wadenbereichs unzentriert fühlen, mit der Stützhand in den Bereich oberhalb der Kniebeuge gehen.

C Vorgang A wiederholen.

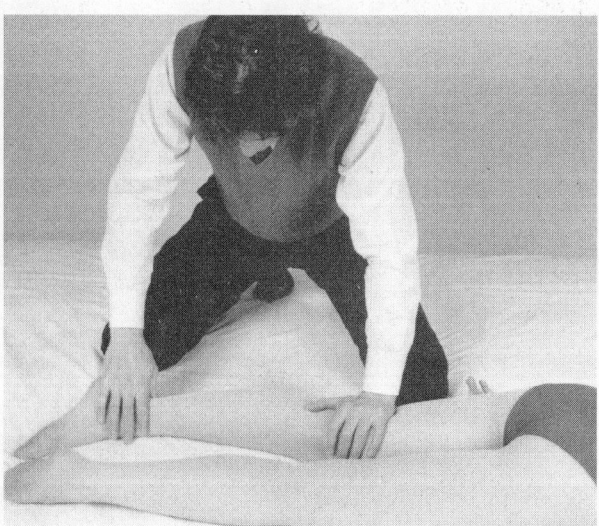

2 C

3 Den Fuß anheben, so daß das Bein sich im Knie beugt.

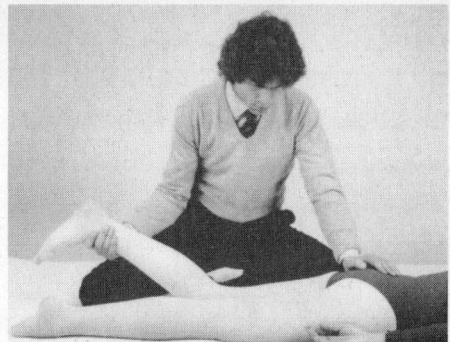

3

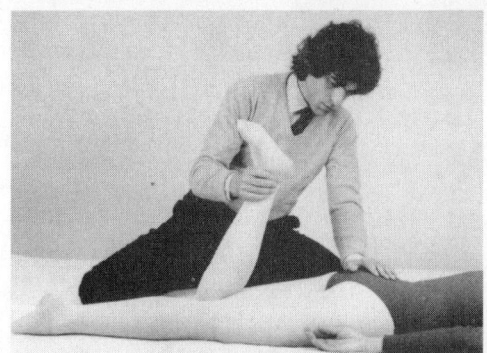

3

Fuß langsam zum Gesäß hochziehen; dabei die Dehnfähigkeit des Beins beachten. Fuß wieder zum Boden sinken lassen.

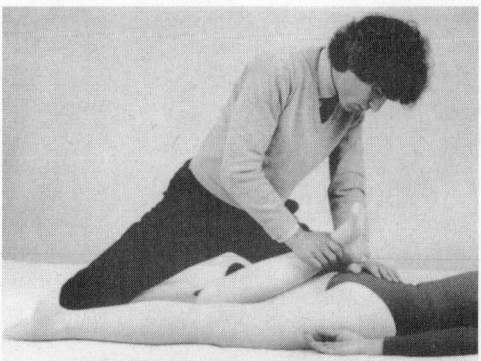

3

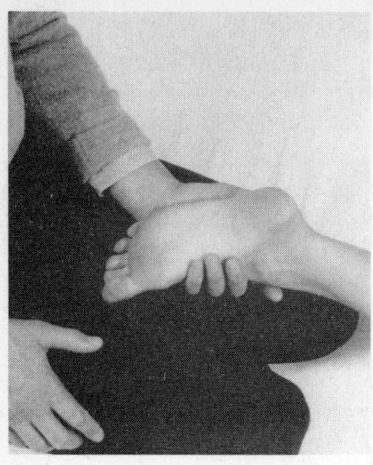

4 Im Seiza-Sitz den Fuß
anheben und in den Schoß
legen.

4

A Den Fuß so beugen, daß die
Achillessehne gedehnt wird.

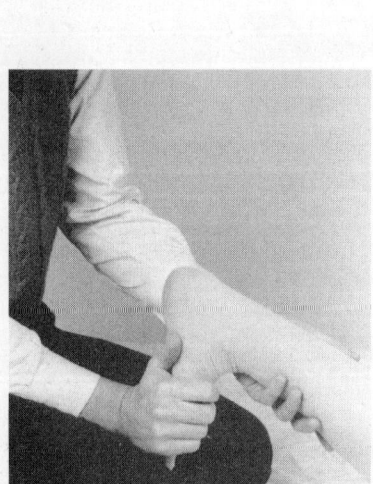

4 A

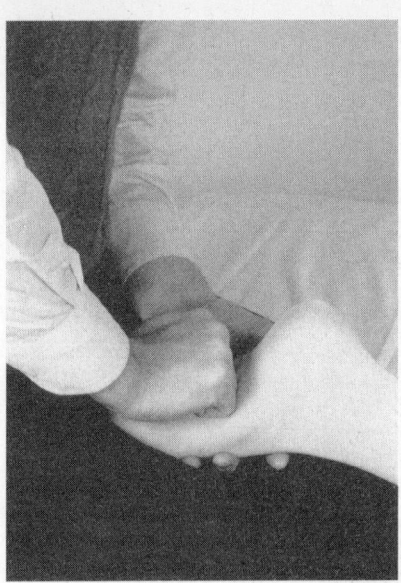

B Knöchel über die gesamte
Fußsohle rollen.

4 B

C Die Linien von der Ferse
zu den einzelnen Zehen
mit dem Daumen
drücken.

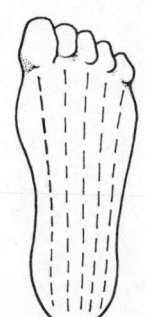

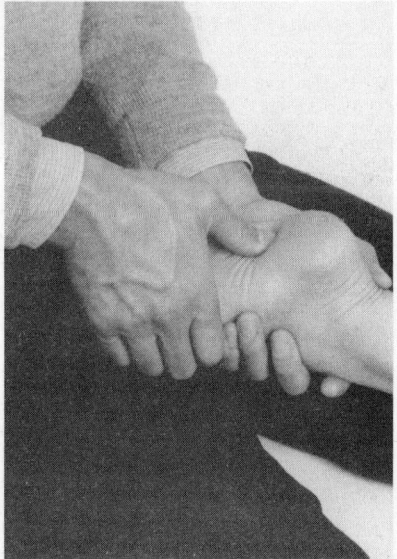

4 C

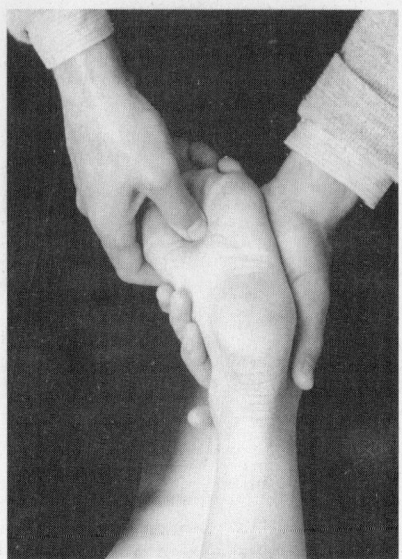

4 D

D Den Punkt in der Mitte
des Fußes durch Ein-
drücken, Halten und
leichtes Vibrieren stimu-
lieren. Dies ist Niere 1,
*Yu sen, »sprudelnde
Quelle«*, mit dem man
Bewußtlose wieder zum
Leben erwecken kann.

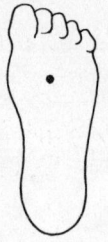

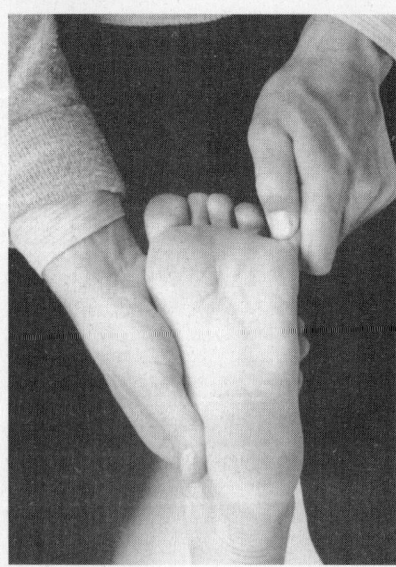

4 E

E Die Basis der kleinen
Zehe drücken. Die Zehe
drehen, dann sanft nach
außen ziehen. Es kann
ein Knackgeräusch auftre-
ten, das zeigt, daß aufge-
staute Energie freigesetzt
wurde. Dies bei jeder
Zehe wiederholen.

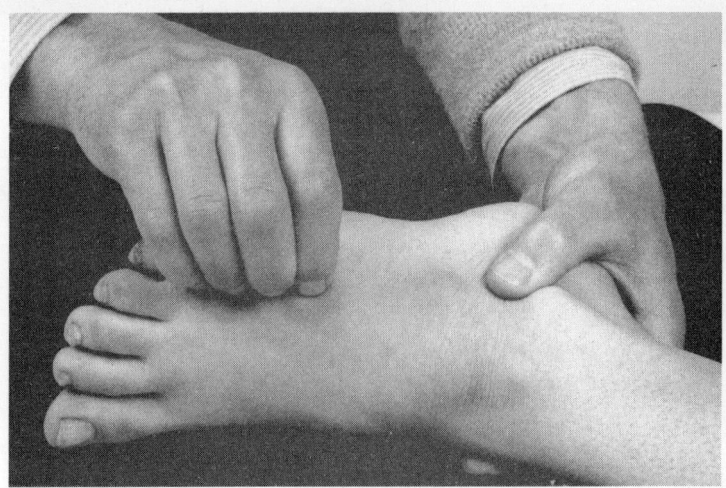

4 F

F Mit den Fingern zwischen die Mittel-fußknochen an der Oberseite des Fußes drücken.

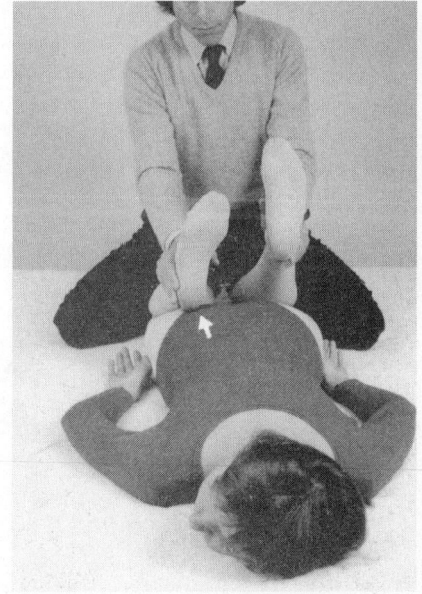

5 Beide Beine beugen und Fersen zum Gesäß führen. Prüfen, welcher Fuß näher zum Gesäß kommt.

5

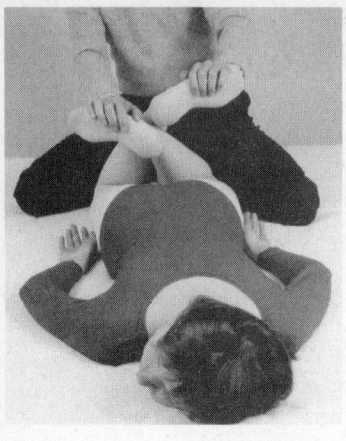
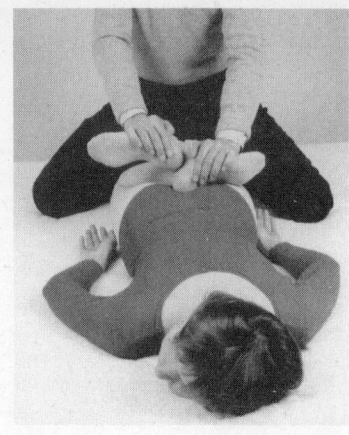

5 A   **5 B**

A Diesen Fuß unter dem anderen Fuß kreuzen.

B Die immer noch gekreuzten Beine zum Gesäß beugen. Einige
Sekunden halten, bis Sie spüren, daß sich die Rücken- und Ober-
schenkelmuskeln des Empfängers entspannen und nachgeben.
Sanft loslassen.

C Beine jetzt umgekehrt kreuzen.

D Beine erneut zum Gesäß
beugen; halten; loslassen.

E Beine wieder parallel legen und
erneut wie bei Schritt 5 zum
Gesäß beugen. Sie werden vielleicht feststellen, daß sich die
Beugefähigkeit der Beine etwas
ausgeglichen hat. Dies bedeutet,
daß das Becken jetzt mehr im
Gleichgewicht ist.

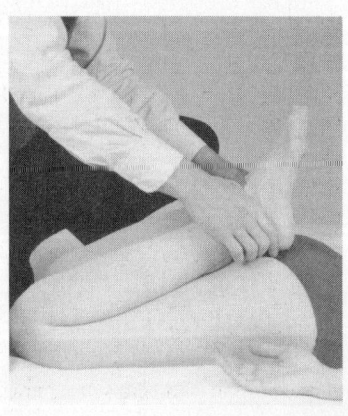

6 Den anderen Fuß auf den
Schoß legen und Schritt 4
durchführen.

5 E

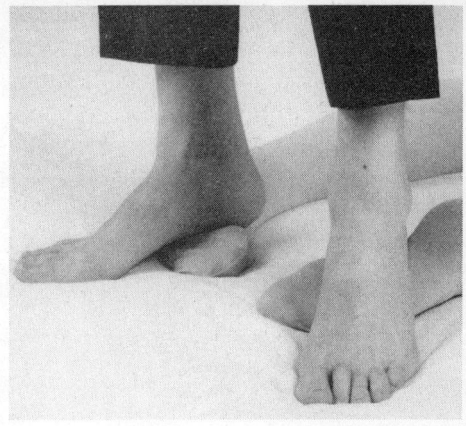

7 Sich auf beide Füße des Klienten stellen.

A Abwechselnd auf die Füße treten und wieder her- untergehen; nicht direkt auf die Zehen treten.

B In einer Stellung bleiben und Ge- wicht mehrmals von hinten nach vorne und von links nach rechts verlagern; dies in verschiedenen Fußbereichen wiederholen.

7

8 Zum gegenüberliegenden Bein gehen; Schritt 1 und 2 durchführen.

9 Zum Abschluß sich ruhig neben den Klienten setzen und die Hand fest auf die Kreuzgegend legen.

Lagewechsel

Der Lagewechsel beim Empfänger ist ein sehr wichtiger Teil der Behandlung. Hier ist sehr sorgfältiges Vorgehen erforder- lich. Der Durchschnittsmensch befindet sich heute in ständi- ger Anspannung. Selbst wenn sie sich durch den ersten Teil der Behandlung teilweise entspannt haben, kehrt ihr Span- nungszustand durch die Anforderung, selbst etwas tun zu müssen, sofort wieder zurück. Die Beobachtung von Tieren gibt uns gute Hinweise dafür, wie beim Lagewechsel vorzu- gehen ist: Sie strecken sich langsam und drehen sich ganz allmählich um.

Unterschätzen Sie die Bedeutung dieses Übergangs für den Erfolg der Behandlung nicht. Wie bei vielen einfacheren An- wendungen wie Dehnen, rhythmischem Drücken oder leich-

tem Anheben und Fallenlassen des Körpers wird seine Bedeutung gegenüber den komplexeren Techniken häufig ver-
nachlässigt. Indem man den Empfänger während des Lage-
wechsels sorgfältig anleitet, vermeidet man einen Bruch in
der Behandlungsfolge und läßt wiederum den Klienten bewußt erkennen, daß er selbst »losgelassen« hat. Leiten Sie
den Klienten an, daß er sich beim Ausatmen langsam zu bewegen beginnt, und unterstützen Sie seine Bewegungen mit
Händen, Armen und Körper. Drehen Sie den Klienten um, so
daß er jetzt auf dem Rücken liegt.

Arme und Hände

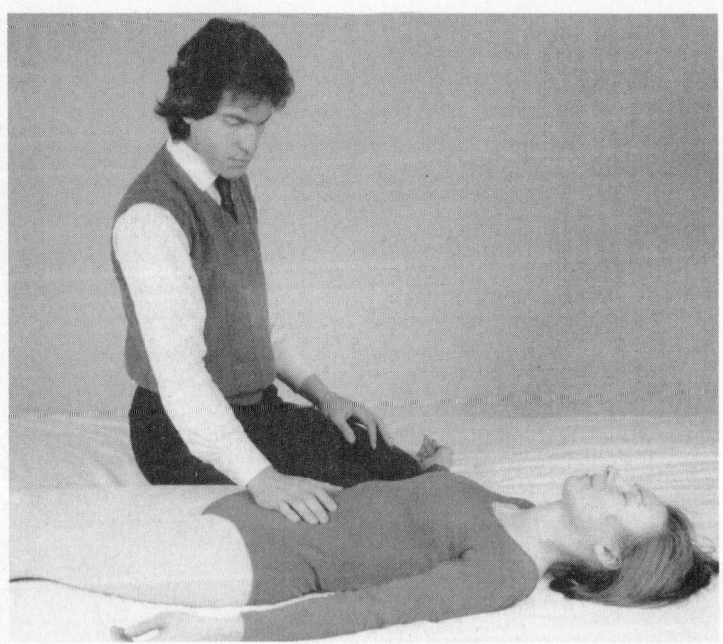

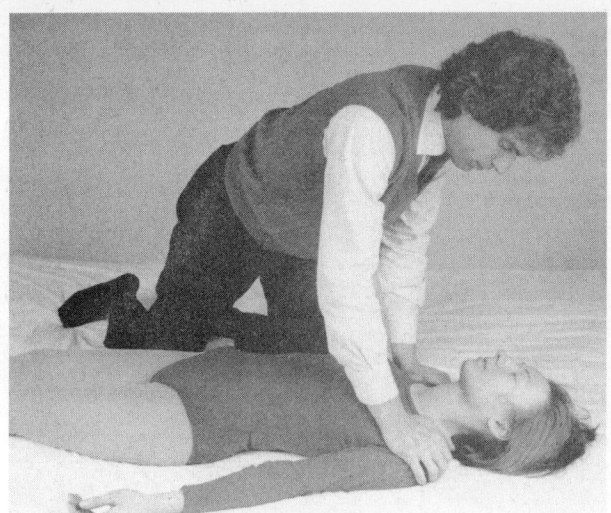

1 Zunächst die Handflächen auf die Schultern des Klienten legen.
Gewicht nach vorne verlagern und drücken.

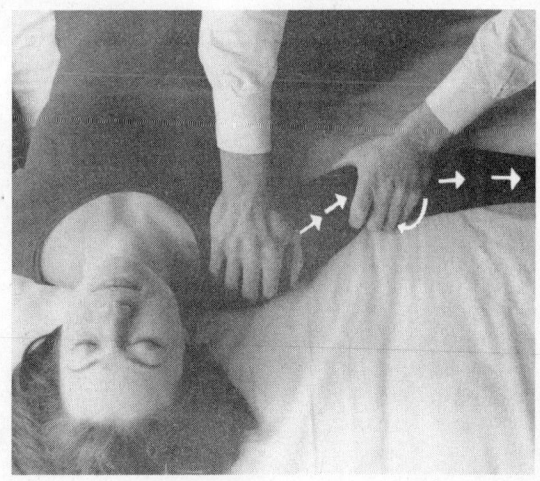

2 Eine Hand-
fläche auf der
Schulter
lassen und
mit der
anderen wie
bei *Beine und
Füße, Schritt
1*, drücken,
kneten und
rollen.

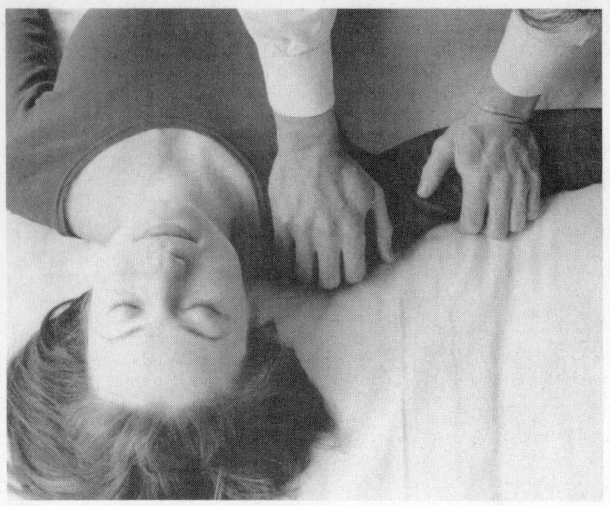

3

3 Die Stützhand auf der Schulter lassen. Druck mit der Handfläche der anderen Hand längs der Innenseite des Arms halten.
Darauf achten, daß Sie die Empfindungen unter beiden Händen
gleichzeitig wahrnehmen.

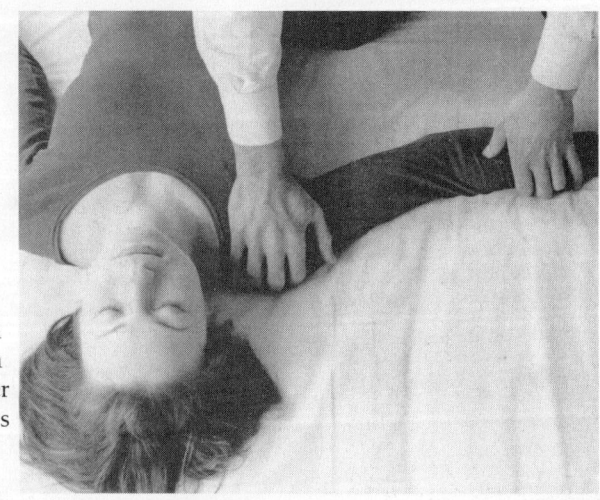

A Mit dem
Daumen
längs der
Mitte des
Armes
gehen.

3 A

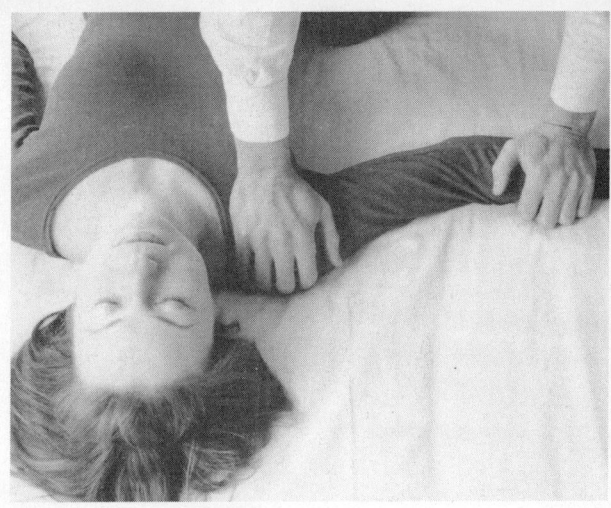

3 B

B Wiederum mit der Handfläche den Arm entlanggehen.

4 Handgelenk sanft bis zur Endlage dehnen. Dies in beiden Richtungen tun. Das Handgelenk sowie alle übrigen Gelenke können wichtige Stauungspunktc der Energie sein. Beugestellungen beibehalten und Energiestrom durch die Hände in Gang kommen lassen.

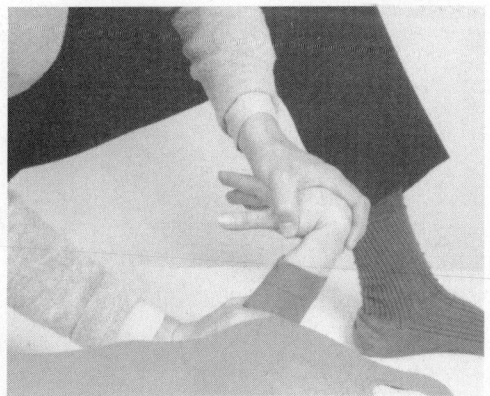

4

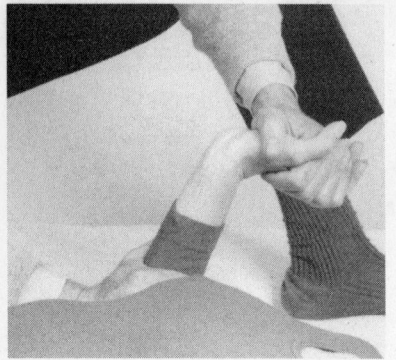

4

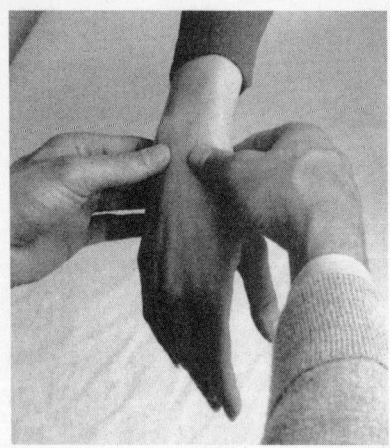

5

5 Handgelenk kräftig
   schütteln. Ein Knack-
   geräusch zeigt Ver-
   kalkungen und die
   Kristallisation stagnierter
   Energie an.

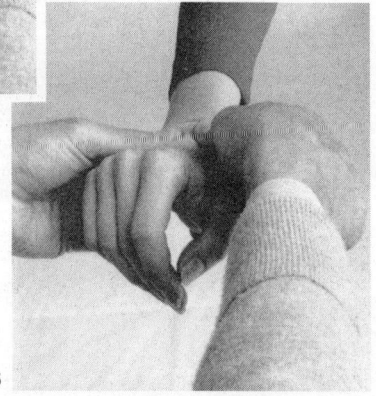

5

6 Handfläche des Klienten mit Ihren kleinen
   Fingern öffnen und dreimal längs der Mittellinie
   Daumendruck anwenden.

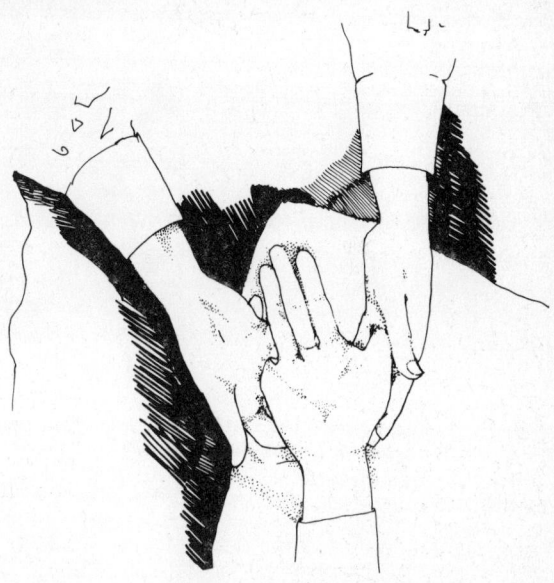

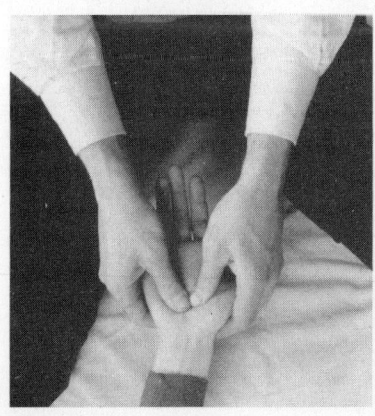

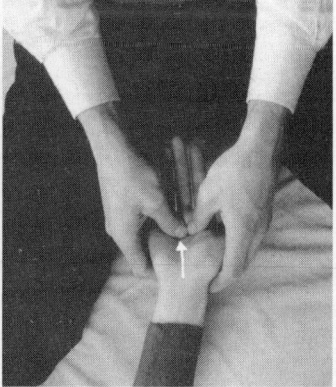

6   6

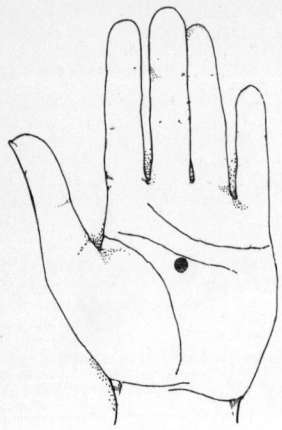
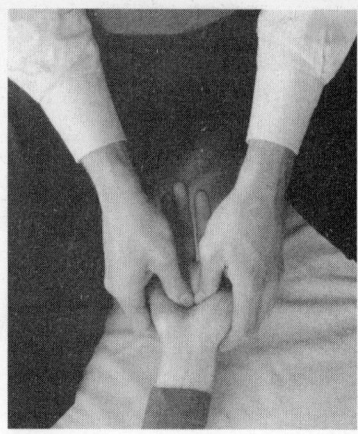

6 A

A Daumendruck genau in der Mitte der Handfläche anwenden.
   Druck beibehalten und dreimal vibrieren. Dieser Punkt ist der
   Herzzusammenzieher Nr. 8, *Ro Kyu, »Palast der Ängste«.*

B Daumendruck am äußeren Rand der Handfläche anwenden.

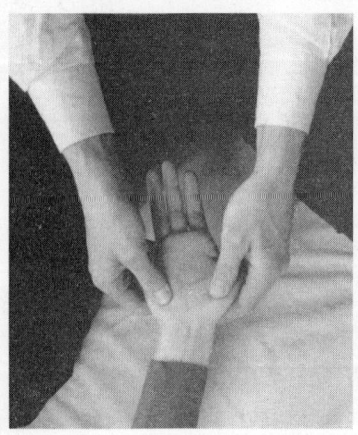
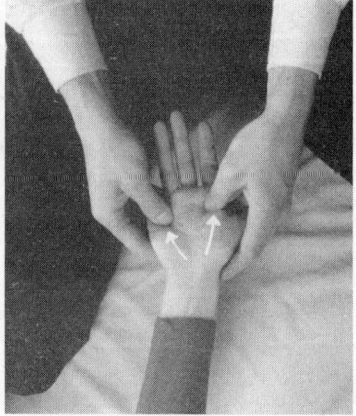

6 B   6 B

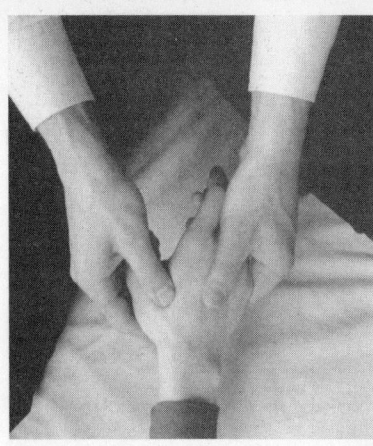

7 Die Hand umdrehen und Daumendruck oben in dem weichen Bereich zwischen Zeigefinger und Daumen des Klienten anwenden. Dieser Punkt ist Dickdarm Nr. 24 *Go Koku, »Begegnung der Berge«.*

8 Jedes Gelenk des kleinen Fingers kräftig drücken.

Finger drehen und unter Zug plötzlich loslassen. Dadurch wird das Meridiansystem aufgeladen, das zu diesem Finger gehört. Mit jedem Finger wiederholen.

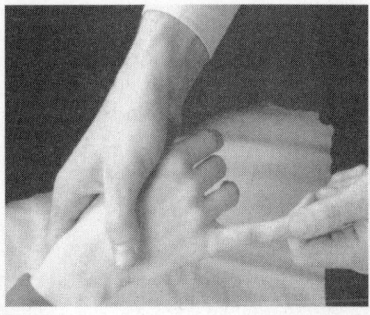

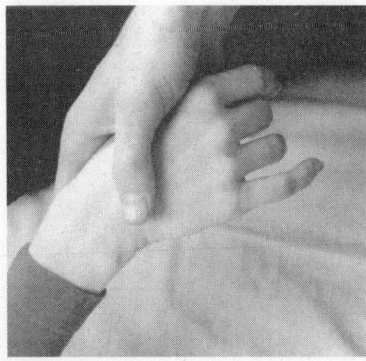

9 Die ganze Hand einige Sekunden kräftig drücken.

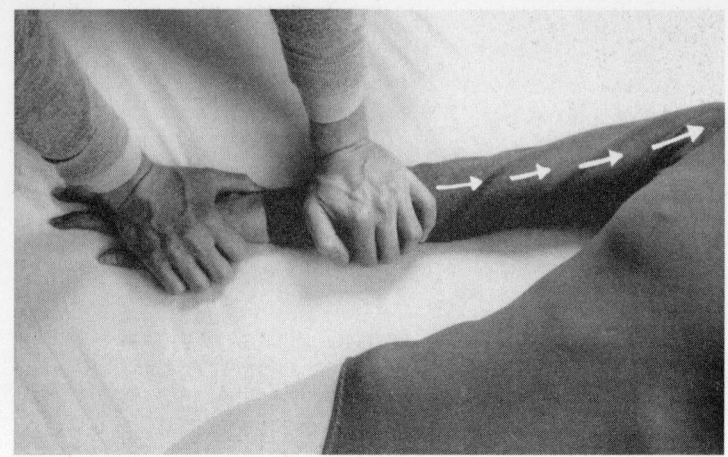

10

10 Zur Außenseite des Arms gehen. Stützhand auf das Handgelenk des Klienten legen. Mit dem Handballen an der Außenseite des Arms nach oben gehen.

10

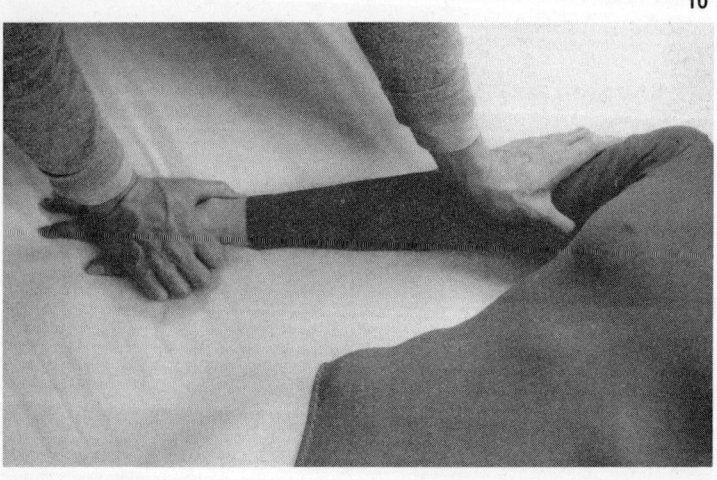

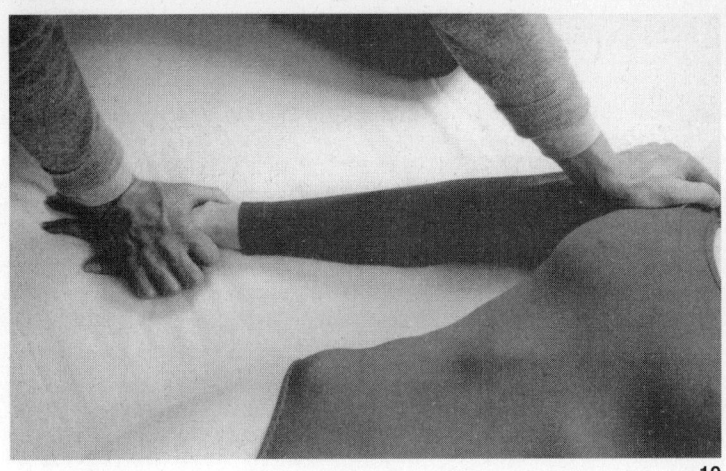

10

A Mit dem Daumen an der Mittellinie des Arms nach oben gehen.

10 A

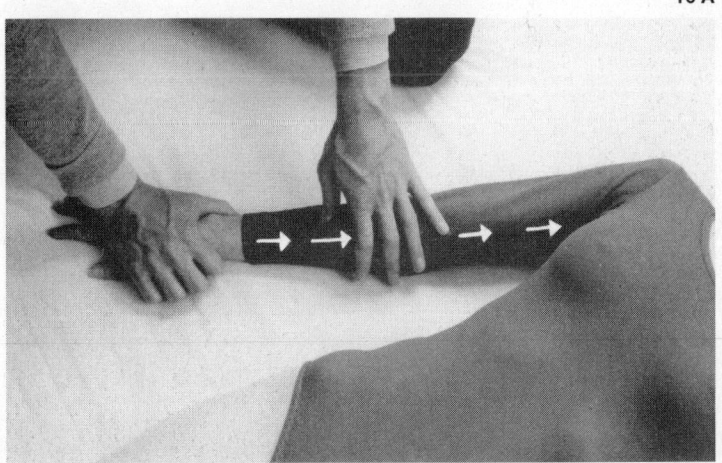

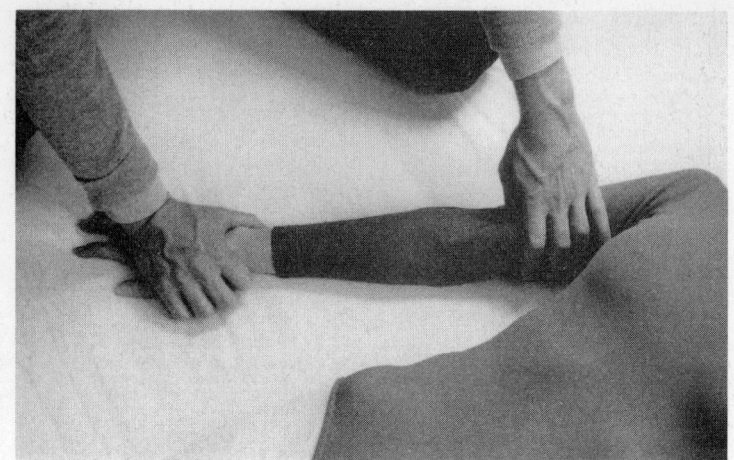

10 B

10 B

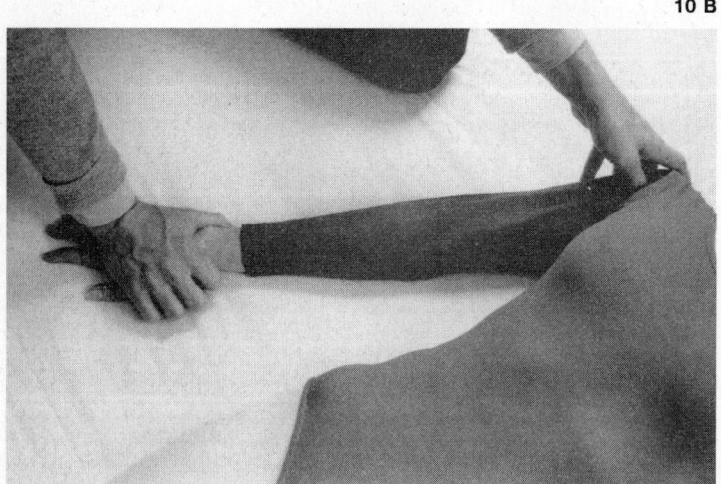

B Wiederum mit dem Handballen außen nach oben gehen

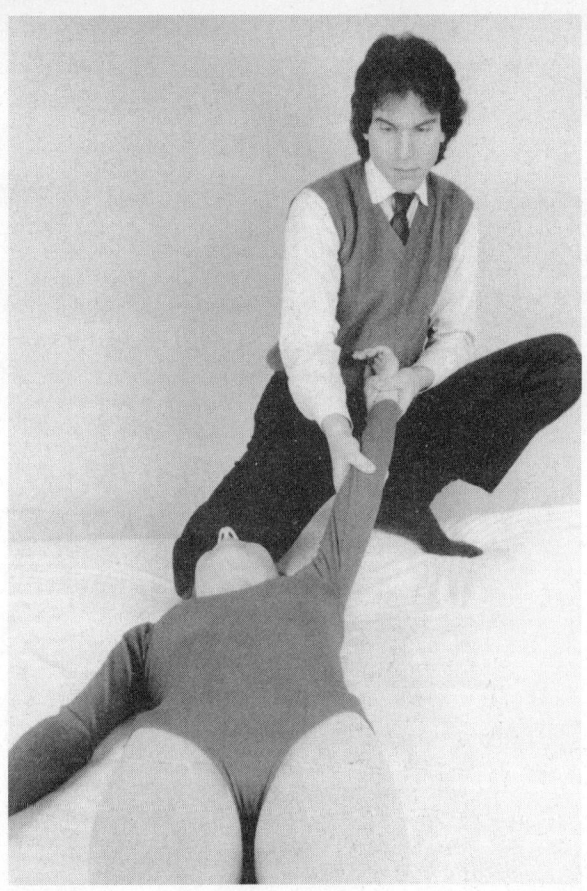

11

11 Den Arm des Klienten am Handgelenk sanft über den Kopf ziehen.

Dies erreichen Sie, indem Sie mit dem Oberkörper nach hinten gehen. Wie bei allen Techniken darauf achten, wie dies der Klient empfinden könnte. In jeder Phase der Behandlung erleben, was der Empfangende erlebt. Diese Dehnung längs der Körperseite sollte sich allmählich entwickeln.

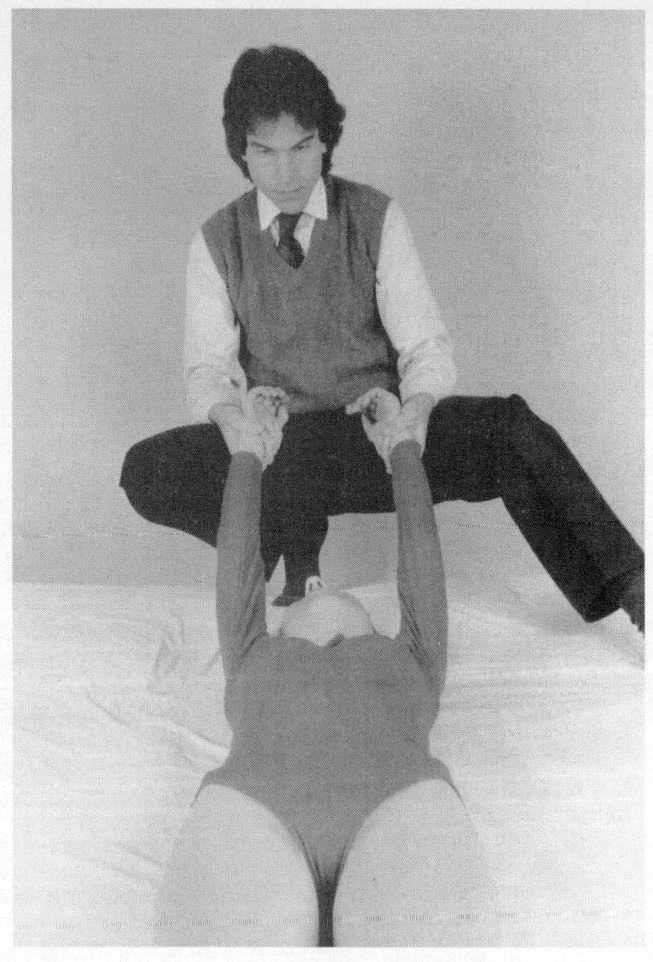

11 A

A Beide Arme gleichzeitig über den Kopf ziehen.

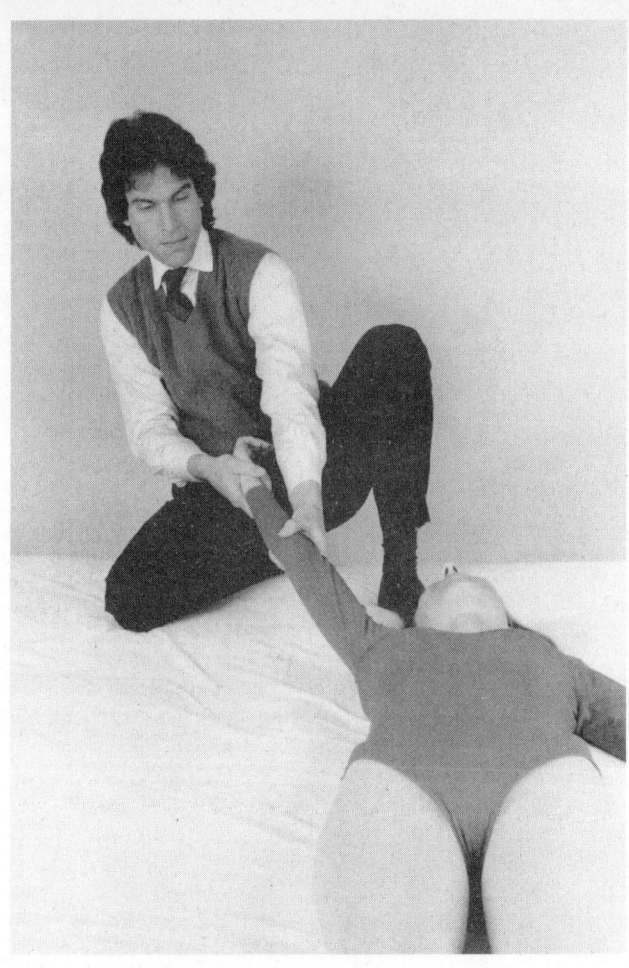

11 B

B Den ersten Arm wieder an der Seite ablegen und dann den
   zweiten Arm dehnen.

12 Neben dem zweiten Arm hinsetzen und Schritte 2–10 wiederholen.

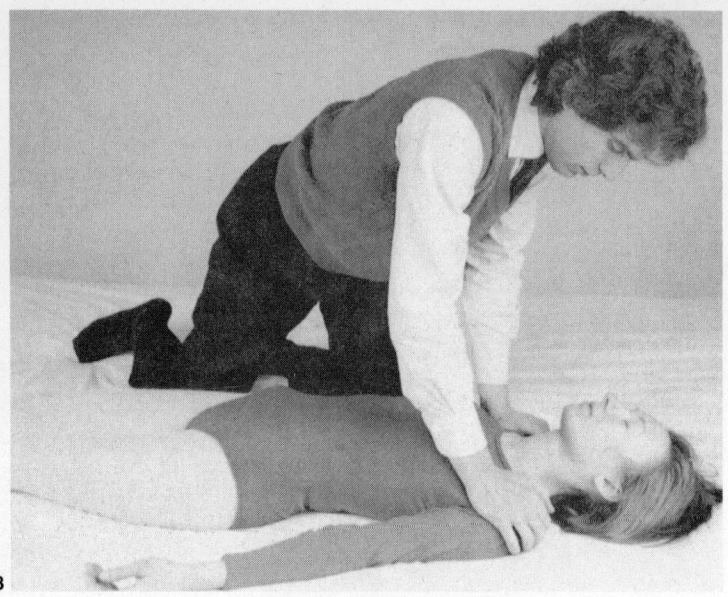

13

13 Handflächen auf die Schultern des Klienten legen und jede
    Veränderung in der Gesamtempfindung wie bei Arme und Hände,
    Schritt 1, beobachten.

14 Neben dem Klienten hinsetzen und sich auf das Hara
    konzentrieren. Sich kurz in die Empfindung einfühlen, die der
    Klient jetzt im oberen Teil des Körpers hat. Sie werden spüren,
    daß er sich jetzt leicht fühlt und die Energie aktiv durch den
    ganzen Bereich strömt, den Sie soeben bearbeitet haben.

Schultern und Nacken

Schultern

Vielen Menschen ist diese Sitzhaltung aufgrund von Problemen im Bereich der Eingeweide und/oder der Fortpflanzungsorgane unangenehm. In diesem Fall den Winkel, den der Rücken mit der Sitzfläche bildet, durch Abstützen mit einem Kissen verändern. Dies ermöglicht eine aufrechte Sitzhaltung.

Es ist sehr wichtig, daß der Klient entspannt ist und sich wohl fühlt. Wenn Sie das Gefühl haben, daß der Klient sich mühsam in dieser Stellung hält oder sich in irgendeiner Position oder während der Behandlung überhaupt verspannt, die Stellung ändern oder ihm in einer anderen Weise Unterstützung geben.

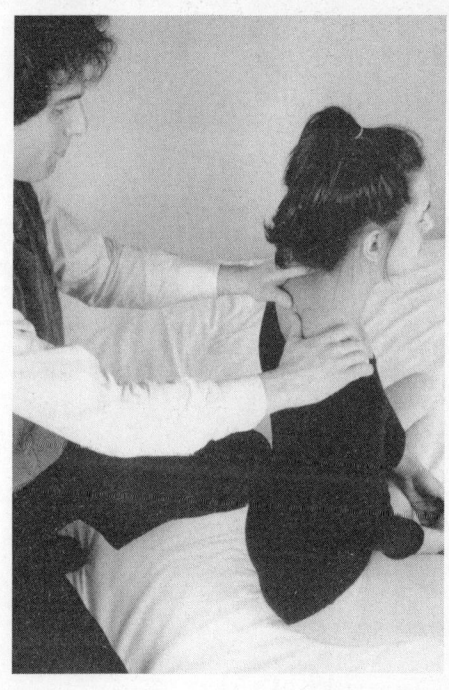

2

1 Der Klient muß sich nun hinsetzen; dabei sollte man ihn am Rücken und Hals unterstützen.

2 Hinter dem Klienten hinknien und beide Hände auf die Schultern legen. Gesamtzustand der Energien und Muskeln prüfen.

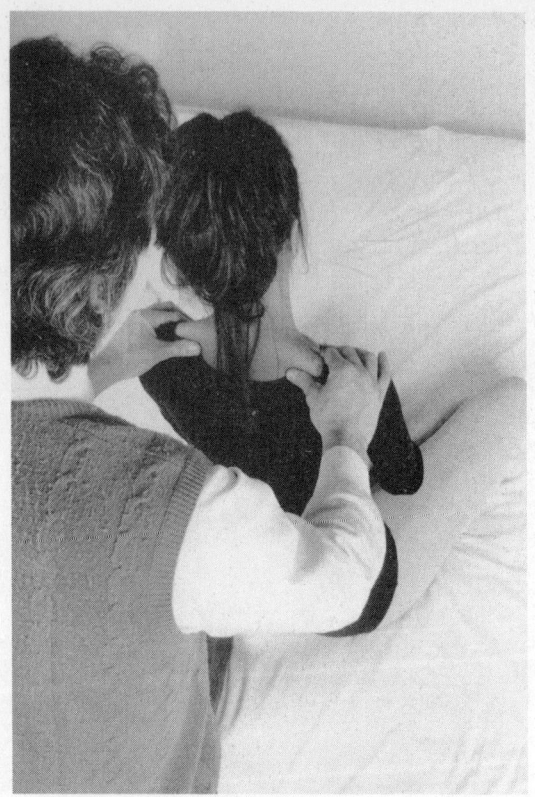

3

3 Beide Schultern gleichzeitig kneten, indem Sie die Muskeln
   zwischen Daumen und Fingern pressen. Vorsichtig beginnen
   und dann so intensiv arbeiten, wie es die Muskeln zulassen.
   Dann abwechselnd jede Schulter einzeln vom Halsansatz
   zu den Armen hin kneten.

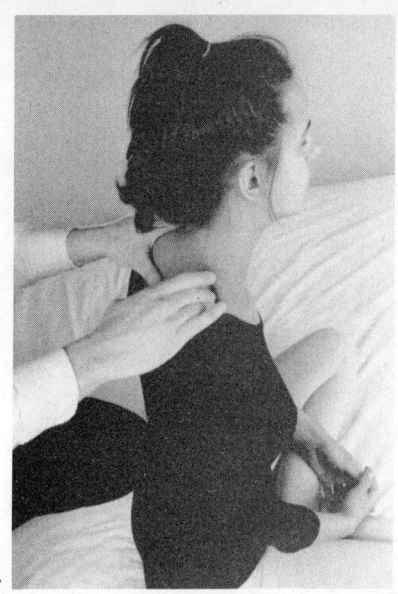

4 Wenn Sie bemerken, daß sich eine Schulter verspannter anfühlt als die andere, die nächste Technik an der lockereren Schulter beginnen.

4

Vom Halsansatz ausgehend eine spiralförmige Bewegung mit den Fingerspitzen ausführen. Zunächst mit ganz geringem Druck an der Oberfläche arbeiten; allmählich tiefer und tiefer gehen, dann schnell loslassen. Zum nächsten Punkt in Richtung Oberarm gehen und genauso verfahren.

Dies an der anderen Schulter wiederholen.

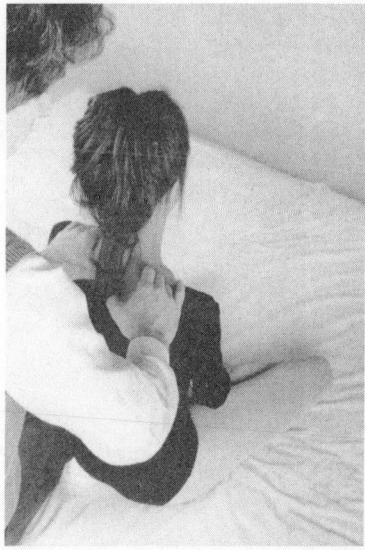

4

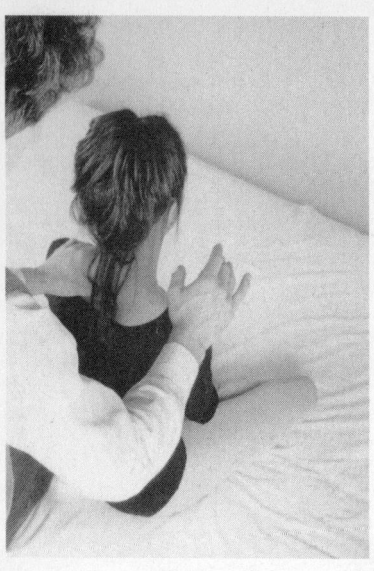

5 Nochmals beide Schultern
  kneten.

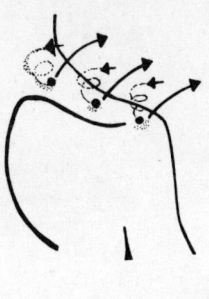

6 Daumendruck auf die
  Schulter ausüben und
  Druck an jedem einzelnen
  Punkt beibehalten. Am Halsansatz beginnen und nach
  außen weiterbewegen; ein-
  bis dreimal wiederholen.

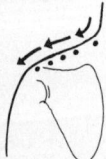 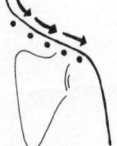

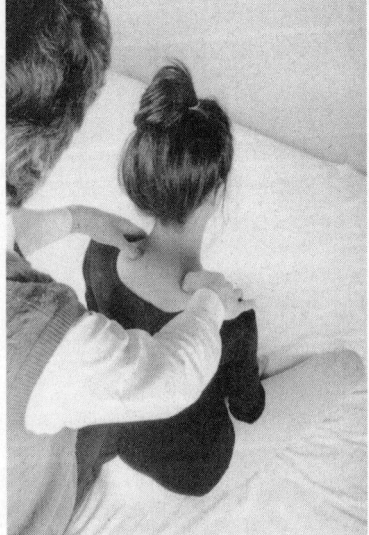

7 Beide Schultern erneut
  kneten.

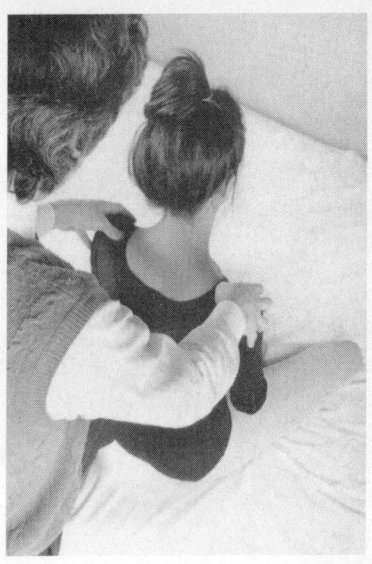

7

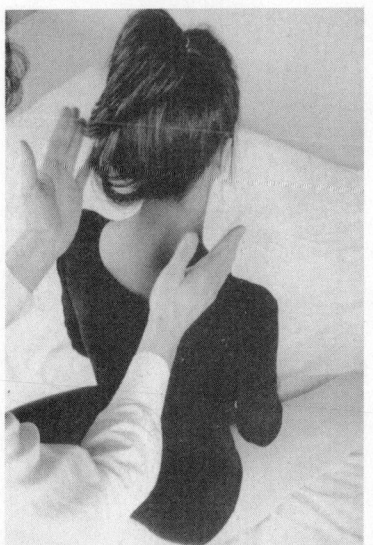

8 Mit lockerer offener
  Hand den ganzen Schulter-
  bereich einschließlich des
  Bereichs zwischen den
  Schulterblättern klopfen.

8

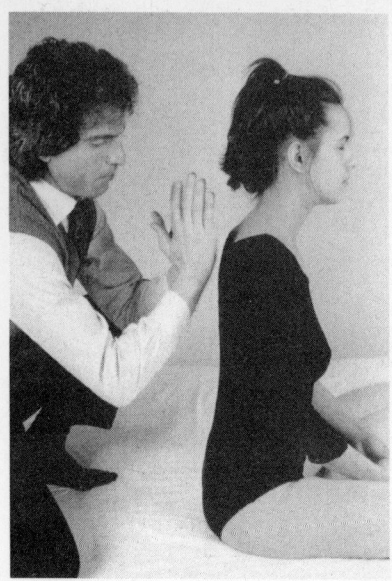

8

9 Hände leicht auf die
  Schultern legen und auf
  alle Veränderungen ihres
  Zustandes achten.

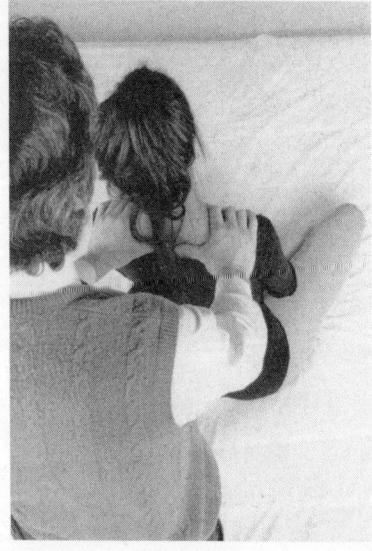

9

Nacken

1 Stirn mit der einen,
Nacken mit der anderen
Hand stützen.

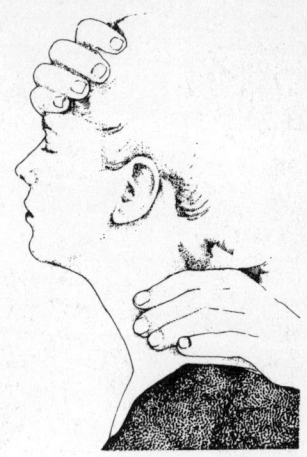

2 Mit Daumen und Fingern Hals an der Seite und im Nacken kräftig
kneifen und kneten. Unter dem Schädel beginnen und zu den
Schultern arbeiten.

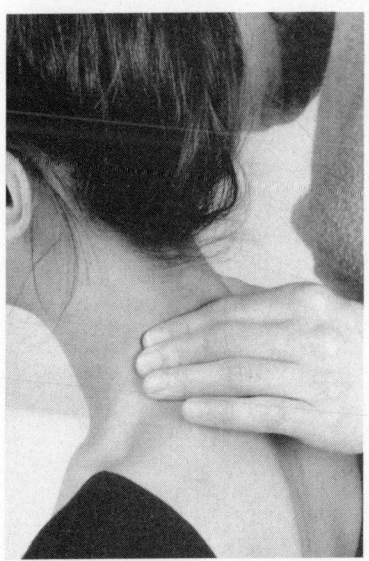
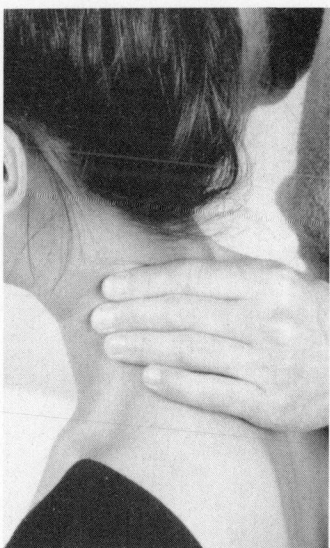

2

2

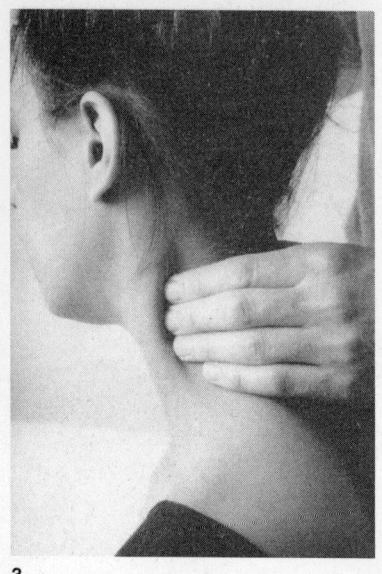

3 Mit den Fingerspitzen in einer kreisenden Bewegung kräftig die Muskeln an der Seite des Halses bearbeiten. Wiederum sanft beginnen und kräftiger und tiefer arbeiten, wenn Sie die Schmerzgrenze des Klienten besser beurteilen können. Auf der anderen Seite ebenso verfahren.

4 Seitlich am Kopf die Vertiefung unterhalb des Hinterhauptvorsprungs aufsuchen. Den Daumen in die weiche Stelle unterhalb des Knochens einsetzen. Dieser Punkt ist Gallenblase Nr. 20, *Fu Chi*, »Windteich«.

3

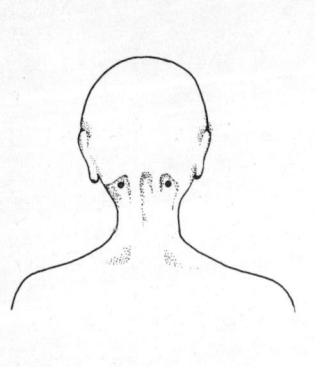

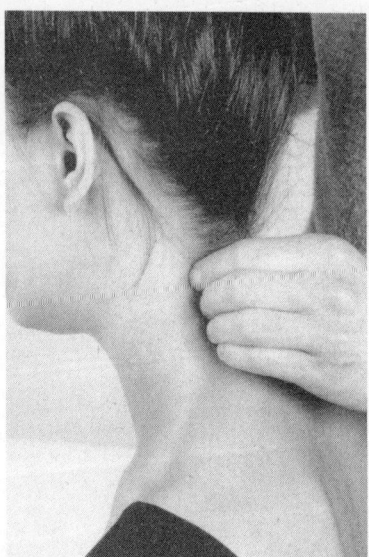

4

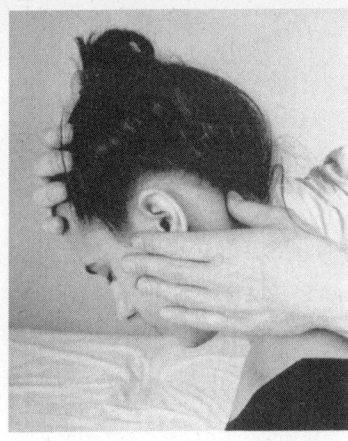

4 A

A Gleichzeitig mit dem Klienten einatmen, während Sie den Kopf nach vorne bewegen.

B Gemeinsam ausatmen und den Kopf in die aufrechte Stellung zurückführen. Dabei den Punkt zunehmend kräftig drücken.

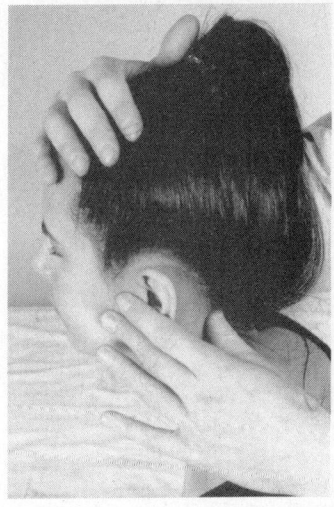

4 B

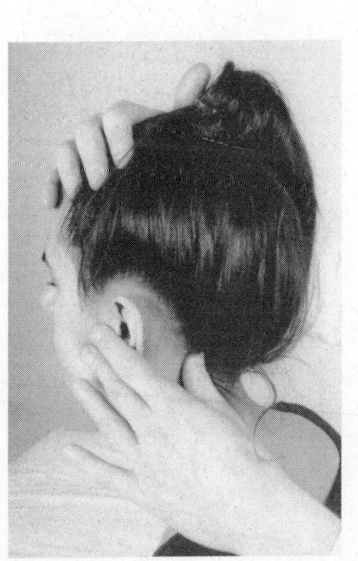

4 C

C Unter Beibehaltung des Drucks kann durch Hin- und Herbewegen zusätzlich stimuliert werden; ein- bis dreimal wiederholen.

D Auf der gegenüberliegenden Seite wiederholen.

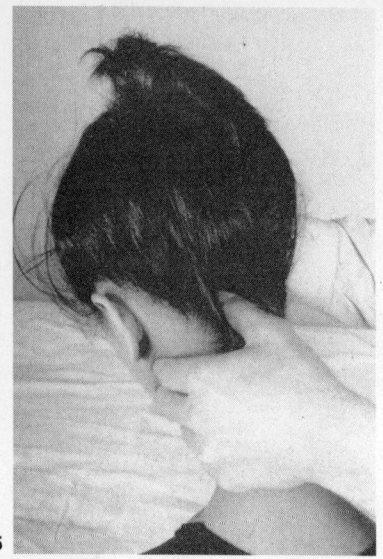

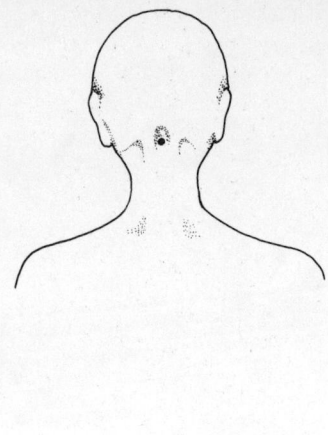

5 Als nächstes die weiche
   Stelle genau in der Mitte
   zwischen den Punkten
   Gallenblase Nr. 20
   aufsuchen. Dieser Punkt ist
   das Lenkergefäß Nr. 16,
   *Fu Fu, »Hauptstadt des
   Windes«*. Den Daumen in
   diesen Punkt setzen.
   Die Technik gemäß 4 A
   bis C anwenden.

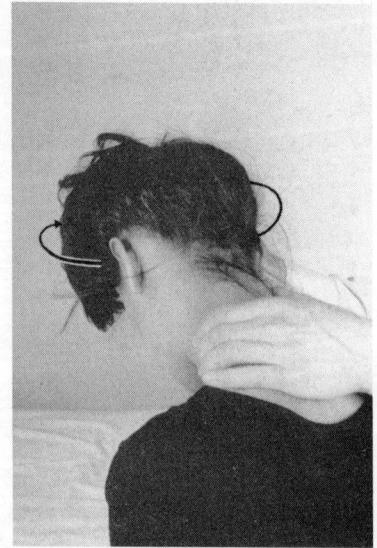

6 Den Kopf vorsichtig durch
den ganzen Bewegungsbe-
reich kreisen lassen; zweimal
wiederholen, dann in der
entgegengesetzten Richtung
kreisen.

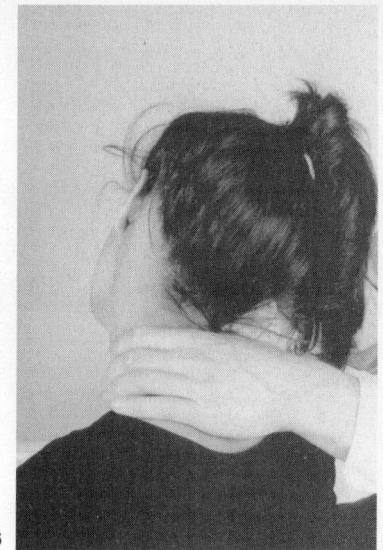

6

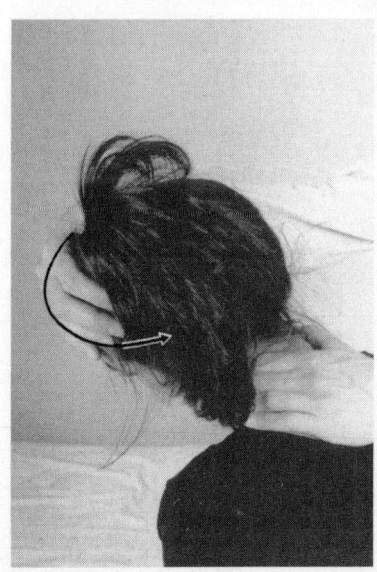

6

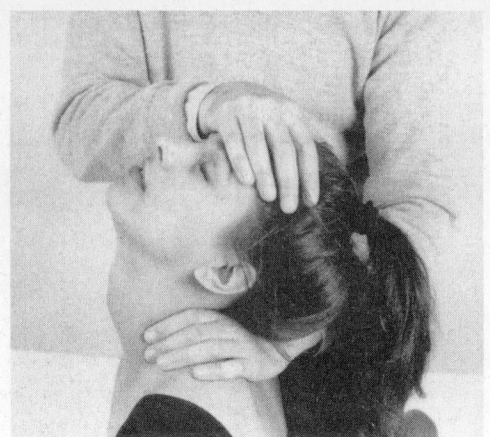

7

7 Den Kopf nach hinten und unten drücken und halten.

8 Den Kopf nach vorne drücken, so daß die Wirbel gedehnt werden.

9 Den Kopf wieder in die aufrechte Stellung bringen.

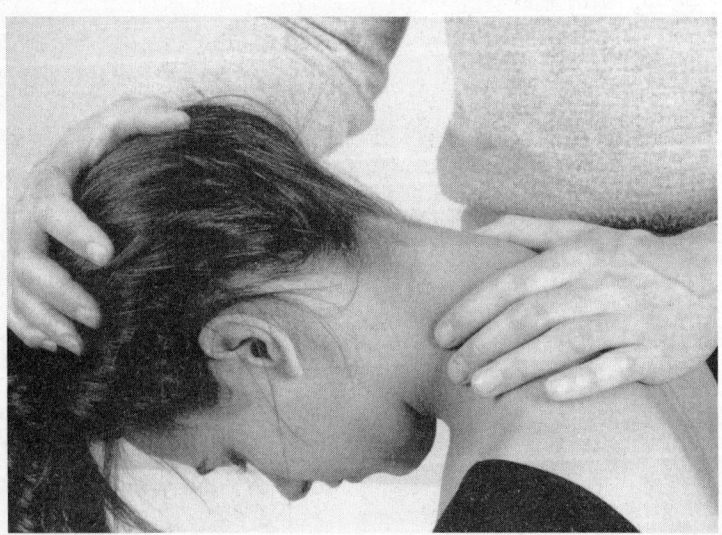

8

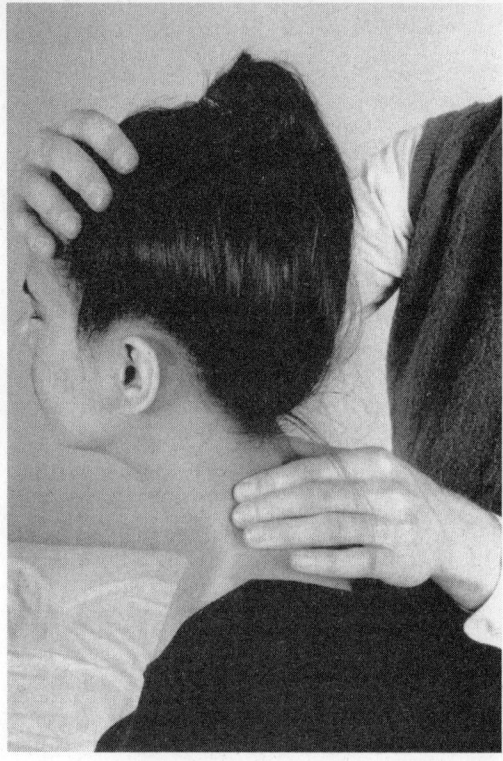

10

10 Ruhig sitzen und Stirn und Nacken stützen, Festhalten, bis der Energiestrom zwischen den Händen auftritt.

An dieser Stelle sollte sich der Klient ganz leicht fühlen.
Die Hände langsam wegnehmen.

Kopf und Gesicht

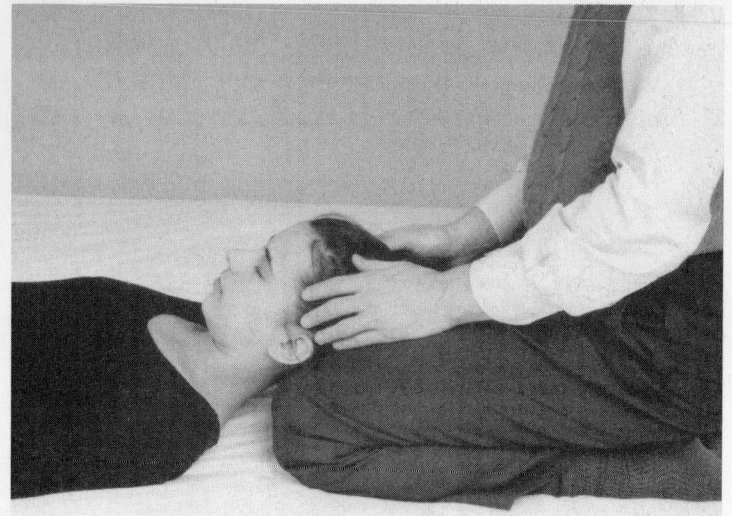

1

1 Den Klienten wieder in die Rückenlage führen und den Kopf auf
   Ihre Knie legen.

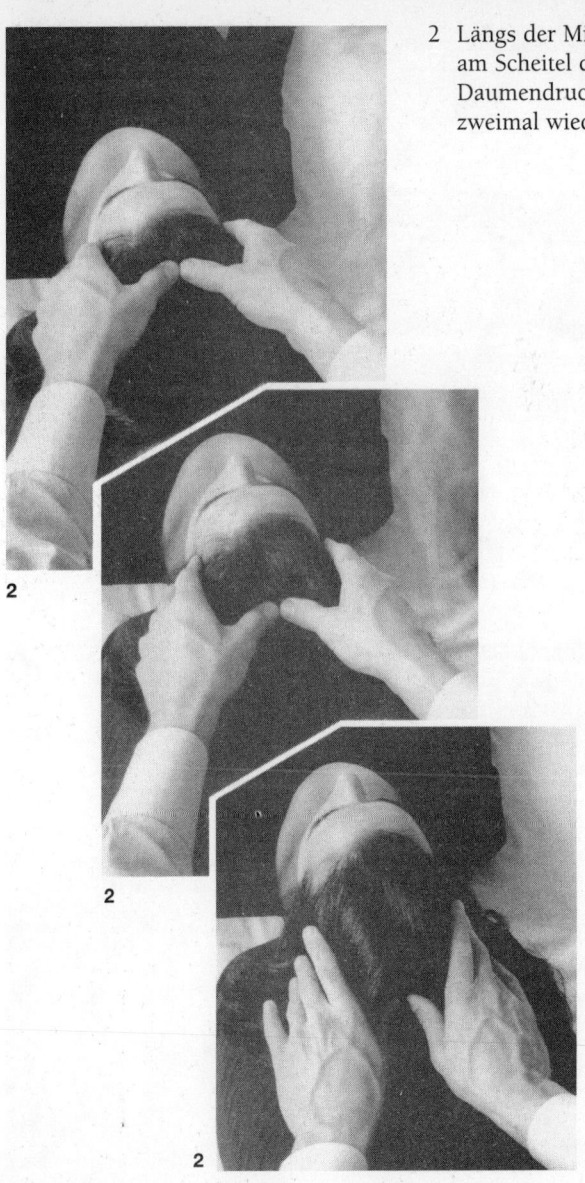

2 Längs der Mittellinie
  am Scheitel des Kopfes
  Daumendruck anwenden:
  zweimal wiederholen.

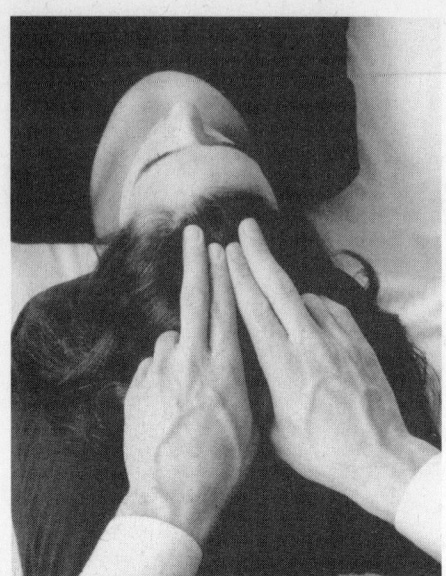

3　Daumendruck zwei Fingerbreit neben der Mittellinie anwenden; noch zweimal wiederholen.

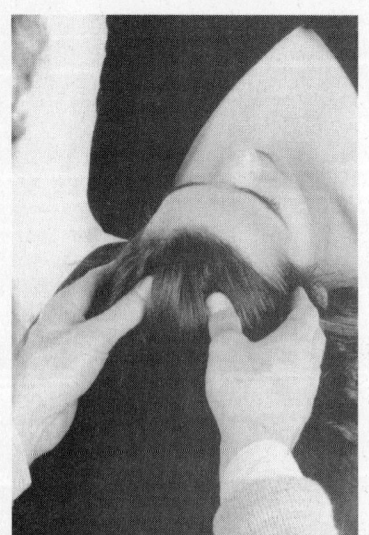

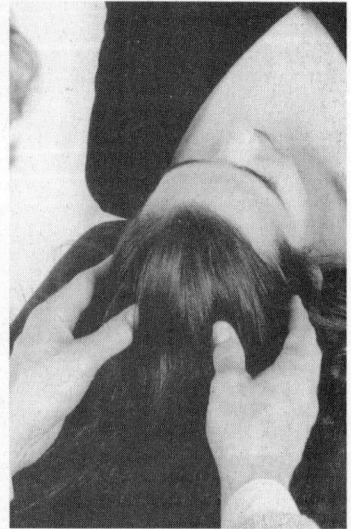

4 Daumendruck längs
einer Linie vier Finger-
breit neben der Mittel-
linie anwenden; noch
zweimal wiederholen.

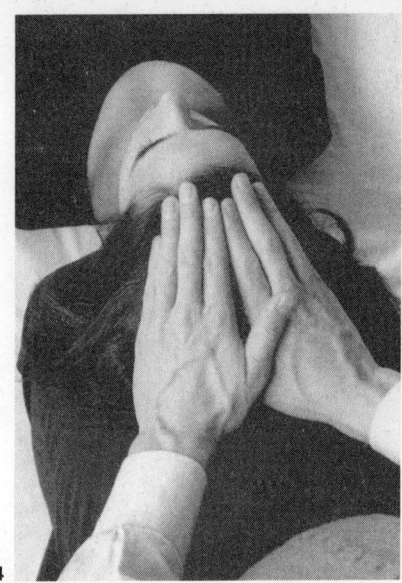

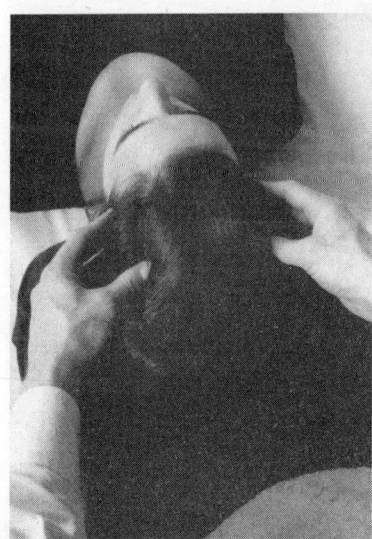

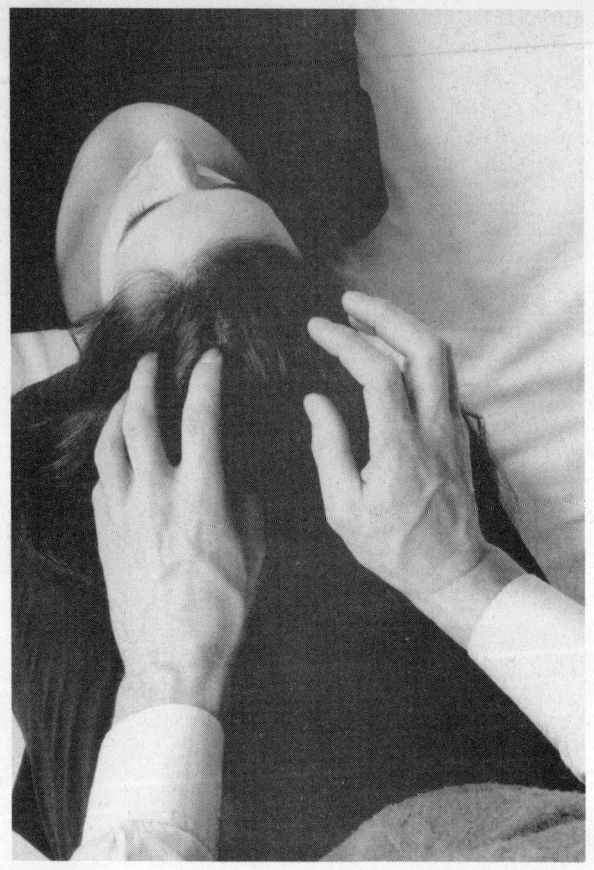

5

5 Mit den Fingerspitzen die ganze Oberseite des Kopfes kräftig
   klopfen.

6 An den Ohrläppchen sanft nach außen ziehen. Dann entlang
   der ganzen Ohrmuschel Vorgang wiederholen. Dies mehrmals
   wiederholen.

7 Mit Mittel- und Ringfinger Schläfenbereich mit einer kreisenden
   Bewegung kräftig stimulieren. Auf der gegenüberliegenden Seite
   ebenso verfahren.

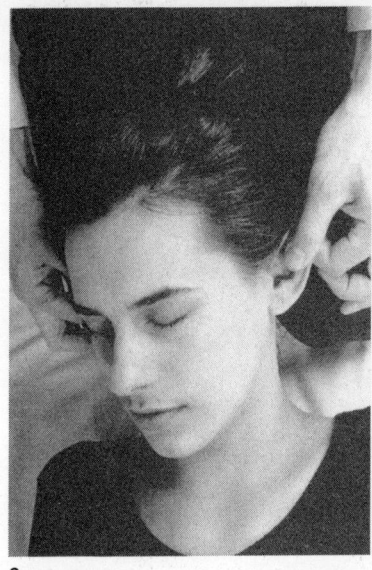
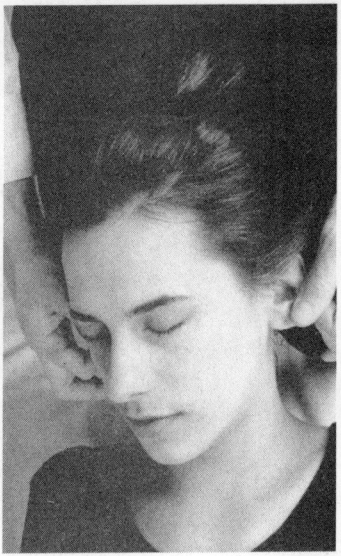

6

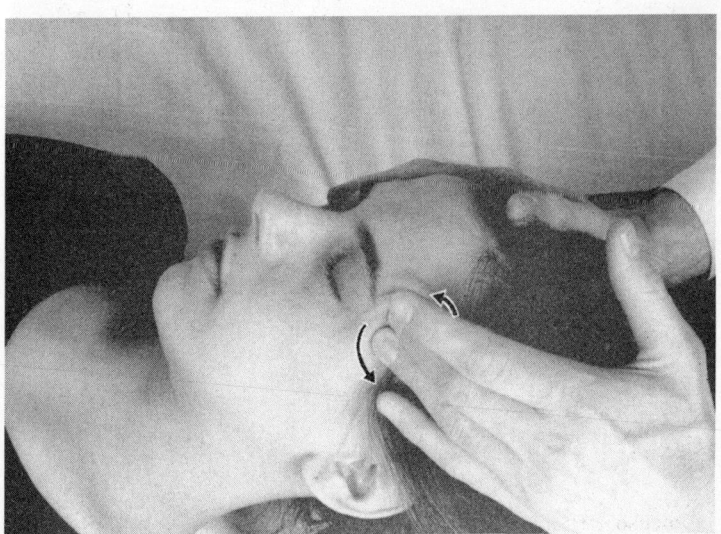

7

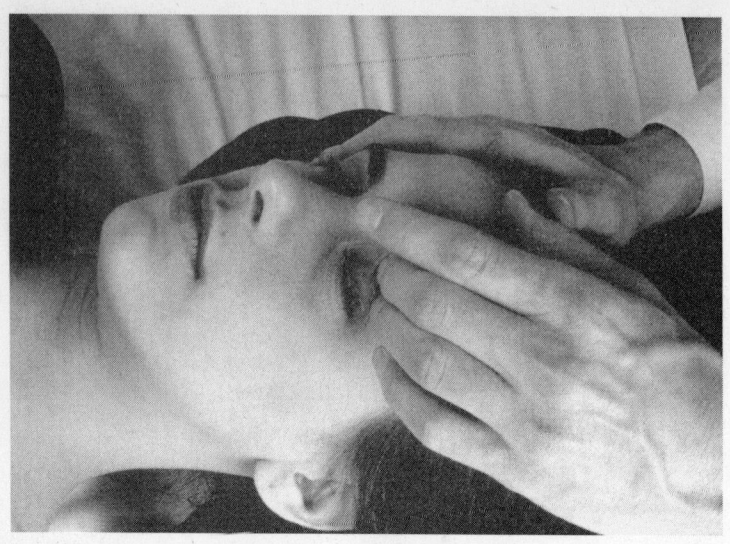

8

8 Mit Mittel- und Ringfinger den Knochenkamm über dem Auge
drücken. An der Nasenwurzel beginnen und nach außen arbeiten.
Jeweils nur eine Seite bearbeiten.

9 Rechte Hand über das linke Auge halten. Dann mit Mittel- und Ringfinger der rechten Hand Druck unterhalb des Backenknochens der linken Gesichtshälfte anwenden. An der Nase beginnen und nach außen zum Ohr arbeiten. Ein- bis dreimal wiederholen.

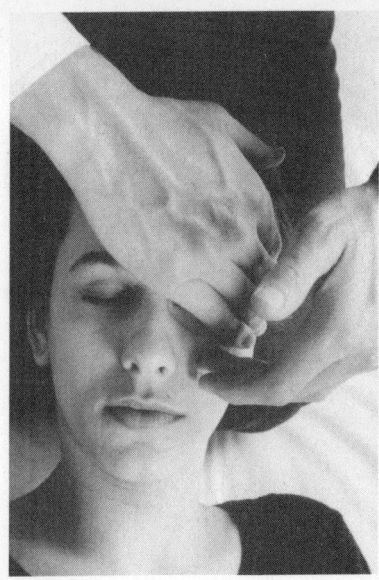

9

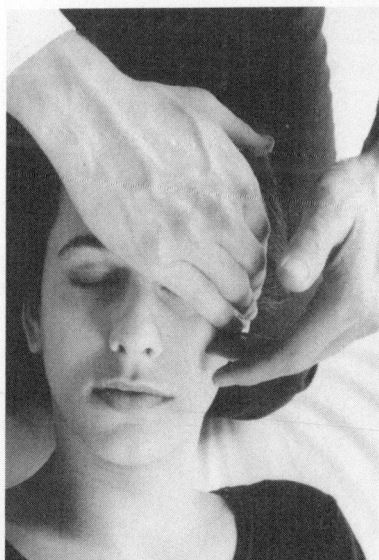

9

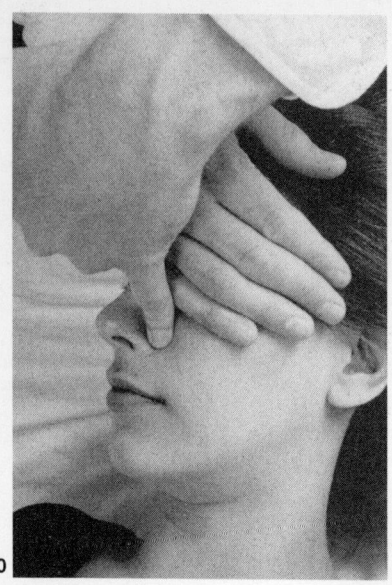

10 Mit dem kleinen Finger
    in die Vertiefung unten
    neben den Nasenlöchern
    drücken.

11 Schritt 9 und 10 auf der
    anderen Gesichtshälfte
    wiederholen.

10

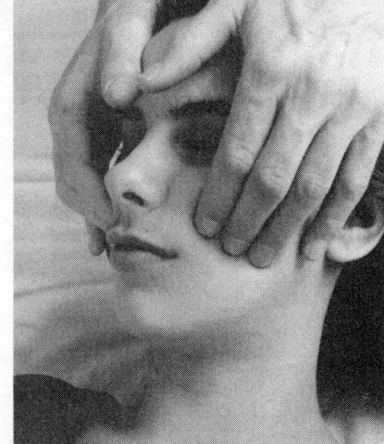

12 Mit den Fingerspitzen
    Zahnfleisch oben
    und unten gründlich
    massieren.

12

13 Mit Mittel- und Ring-
finger beider Hände sanf-
ten Druck im weichen
Bereich unter dem Kinn
anwenden.

14 Zum Abschluß der
Shiatsu-Behandlung beide
Seiten des Kopfes
drücken. Nicht auf die
Ohren drücken.

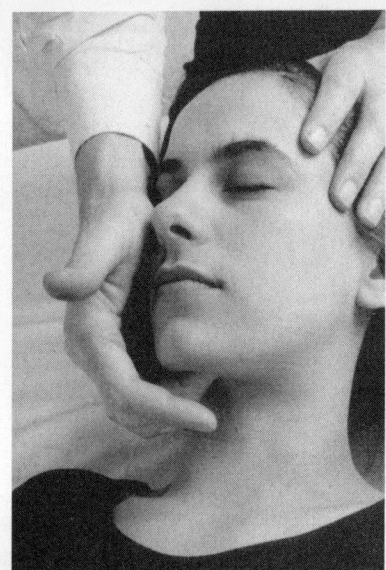

13

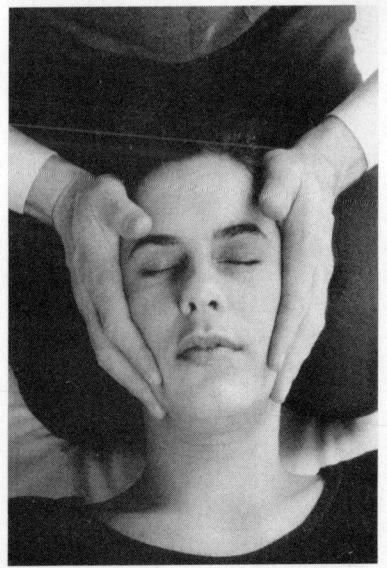

14

Wenn Sie allmählich
und langsam den Druck
lösen, werden Sie langsame
Pulsschwankungen fühlen.
Wenn der Pulsschlag unregel-
mäßig ist, ruhig bleiben.
Dies wird zu einer rhythmischen Egalisierung führen.

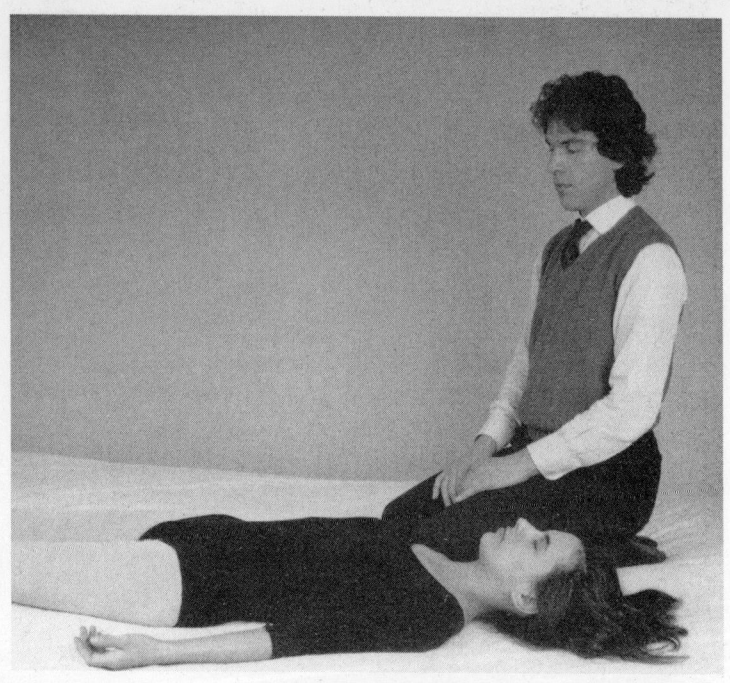

15

15 Den Klienten mit ruhiger Stimme bitten darauf zu achten,
   wie sich nun sein Körper von Kopf bis zum Fuß anfühlt. Bitten
   Sie ihn, sich von allen Gedanken frei zu machen und völlig
   entspannt zu sein. Nehmen Sie seitlich von ihm den Seizasitz ein.
   Erleben Sie die Energie, die jetzt den Empfänger durchströmt.

Rhythmisches Shiatsu

Durch diese Technik wird der Klient ermuntert, die bewußte Steuerung und Kontrolle seiner Körperbewegungen aufzugeben. Rhythmisches Shiatsu entspannt, da es der Bewegung des Embryos ähnelt. Es schafft das Gefühl des Einsseins und der Sicherheit, wie wir es im Mutterschoß hatten, und hilft, die konditionierten und deshalb sympathischen Widerstände aufzugeben, die wir seit der Geburt entwickelt haben.

Wenn der Klient die Bewegungen seines Körpers und seiner Glieder einschränkt und bewußt steuert, fließt seine Energie nach wie vor nicht frei, und die tieferen Energiekanäle bleiben geschlossen. Dieser Zustand erschwert es Ihnen, eine Neuorientierung und Reorganisierung seines *ki*-Stroms einzuleiten. Wenn der Klient sich löst, entspannt und öffnet, sind viele Anpassungen und Veränderungen möglich.

Um diese Technik zu erlernen, ist sie zunächst als selbständige Behandlung zu praktizieren, wobei man den Körper systematisch bewegt, ihn in verschiedener Weise rollt und drückt, wobei die Technik entsprechend dem Körperteil, das man bearbeitet, angepaßt wird. Wenn Sie Ihre Energie aus Ihrem Hara heraus einsetzen, beansprucht Sie dies in keiner Weise. Wenn Sie Muskelkraft einsetzen, werden Sie müde werden. Wenn Sie den Klienten rhythmisch behandeln, sollten Sie zunächst erspüren, wie das *ki* des Betreffenden in Wellen seinen Körper durchläuft. Es ist dies eine sehr sanfte und dabei höchst wirksame Technik, die den Empfänger zu einer Entspannung und Öffnung führt.

Bei der Anwendung dieser Methode ist darauf zu achten, daß jedes Körperteil durch seinen ganzen Beweglichkeitsbereich bewegt wird. Gleichzeitig dürfen die Bewegungen nicht so extrem sein, daß sich der Betreffende wieder verkrampft. Es ist fast immer möglich, sehr viele flüssige Bewegungen mit ganz geringem Kraftaufwand auszuführen.

Wenn sich der Klient verspannt, läuft dies dem Zweck dieses Verfahrens und dem Ziel der Behandlung zuwider. Beobachten Sie den Klienten; fühlen Sie, was er fühlt, und erleben Sie, was er erlebt.

Wenn sich der Körper in einer wellenförmigen Bewegung bewegt, kann man ebenfalls verfestigte, verhärtete und blockierte Bereiche feststellen. Dies ist nützlich zur Diagnose von Disharmonien der Energie des Empfangenden und hat Einfluß sowohl auf den nächsten Behandlungsschritt wie auch auf die Behandlung insgesamt. Diese Bereiche sagen uns auch etwas über die Organe und Meridiane, die mit dem Problem des Klienten zu tun haben.

Beispiele:

Indikationen	Entsprechende Zustände
steife Hüften	Magen-/Milzmeridian ist blockiert oder schwach
mangelnde Beckenbeweglichkeit	Störungen des Fortpflanzungssystems
steife, schwere Schultern	Lungen im Ungleichgewicht

Bei der Anwendung rhythmischer Techniken sollte der Klient nach und nach seinen Körper erschlaffen lassen. Wenn er sich nicht lockert, werden Sie einen Widerstand verspüren, der den Fluß der Bewegungen behindert. Wenn Sie den Klienten zu heftig oder mit zuviel Kraft bewegen, werden automatisch Widerstandsreaktionen auftreten. Beginnen Sie mit kleinen Bewegungen, die Sie allmählich bis zum Maximum steigern.

Manche Menschen, mit denen wir arbeiten, sind so sehr verspannt, daß sie wirklich lernen müssen, ihren Körper zu entspannen. Versuchen Sie zunächst, den Klienten durch Maßnahmen und die Technik selbst spüren zu lassen, was er tun soll. Wenn immer noch Widerstand vorhanden ist, geben Sie verbale Anleitungen oder Bilder, an denen er sich orientieren kann.

Beispiele:

Sagen Sie: »Bitte entspannen Sie sich«, »Seien Sie locker«, »Machen Sie sich locker« oder helfen Sie ihm durch die Vorstellung, daß er seinen Körper schlaff wie eine Stoffpuppe oder eine Marionette machen soll, um die Entspannung herbeizuführen.

Lassen Sie Ihrer Phantasie freien Lauf, um etwas zu erfinden, was diesem Zweck dienen kann.

Rhythmische Technik 1

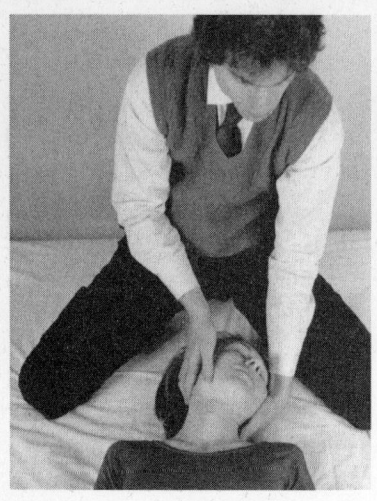 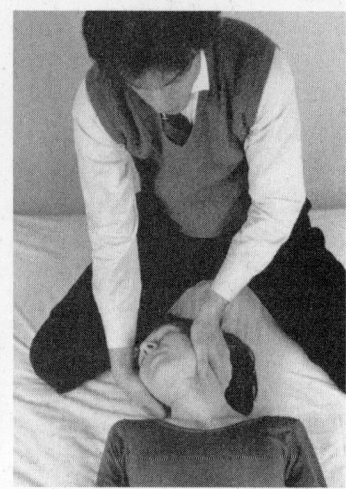

1 A

Der Klient liegt auf dem Rücken.

A Den Kopf zwischen den
   Händen hin und her bewegen,
   bis sich Kopf und Nacken locker
   anfühlen.

B Die Schultern rhythmisch nach
   unten drücken und den *ki*-Strom
   zu den Füßen schicken.
   Zuerst mit beiden, dann jeweils
   mit einer Schulter arbeiten.

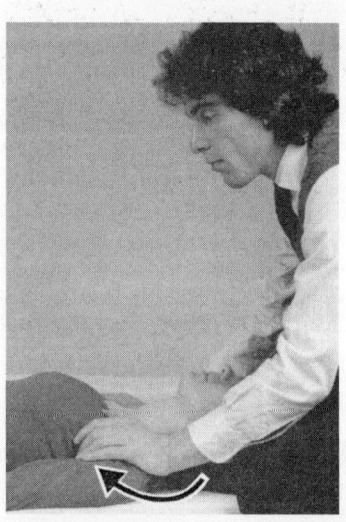

1 B

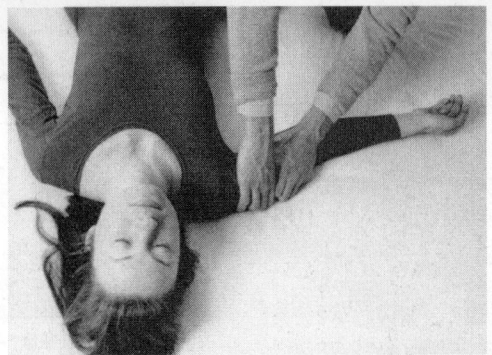

1C

C Den Arm kräftig
von der Schulter
bis zur Hand hin-
und her drehen.

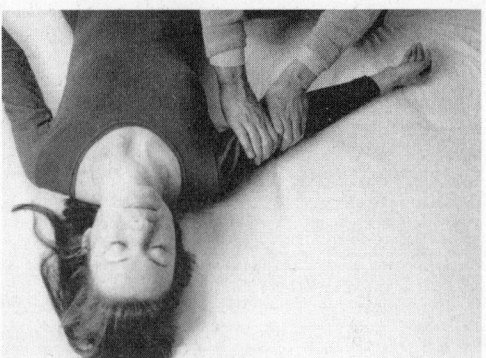

1C

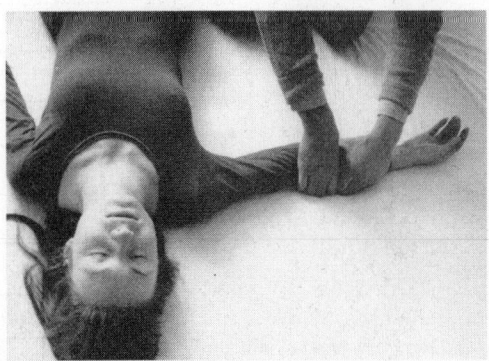

1C

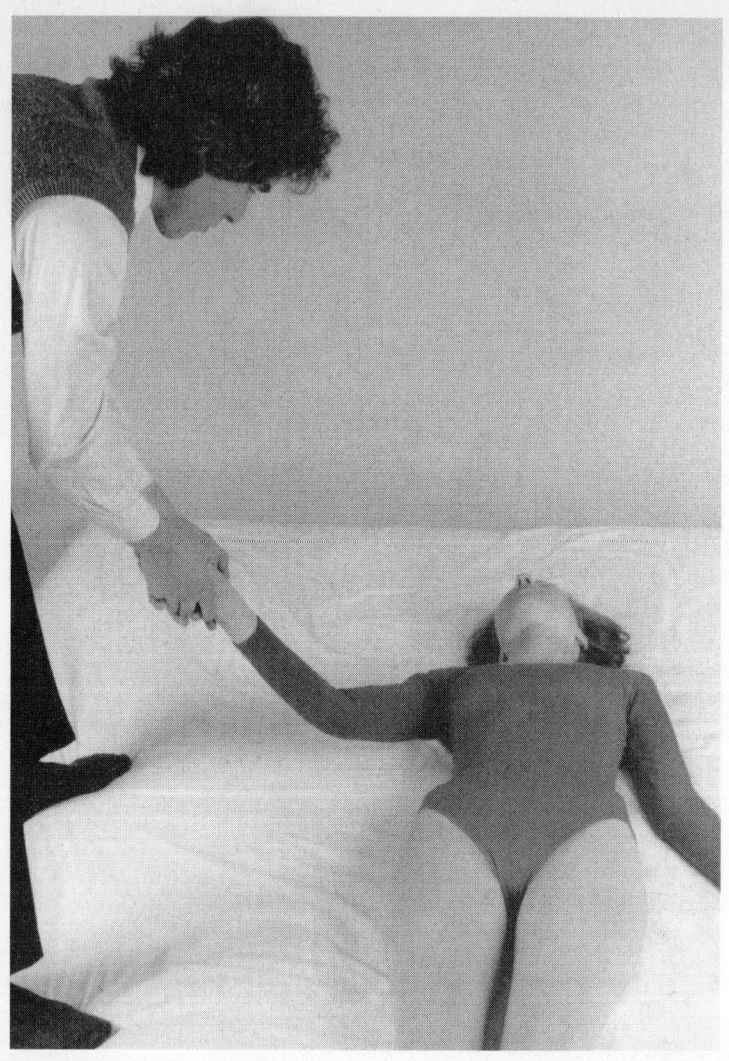

1 D

D Die Hand am Handgelenk fassen und den ganzen Arm locker aus
der Schulter schütteln. Darauf achten, daß sich Ellbogen und Handgelenk locker bewegen. Den Arm wieder ablegen.

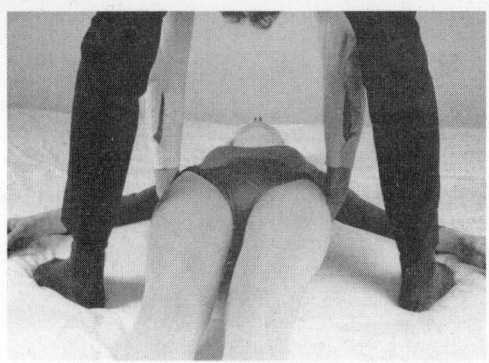

E Das Becken vorsichtig anheben und von einer Hand zur anderen übergeben.

1E

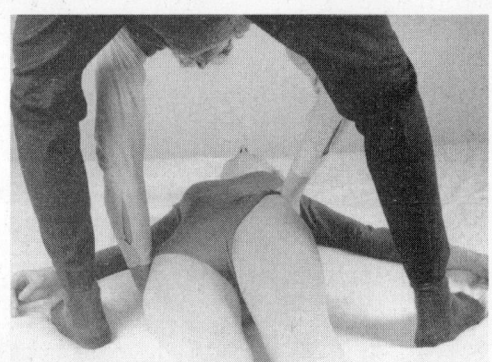

1E

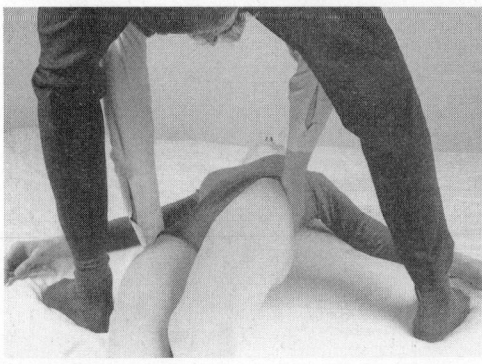

1E

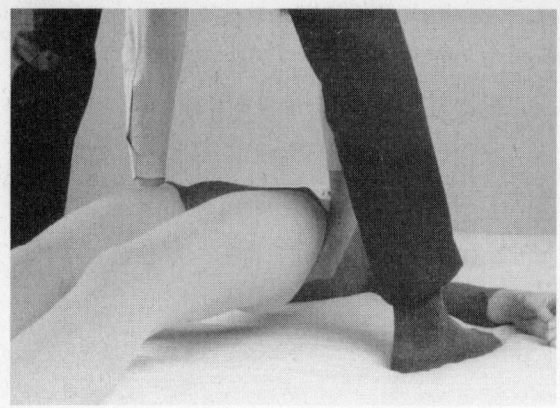

1 F

F   Becken leicht anheben und sinken lassen.

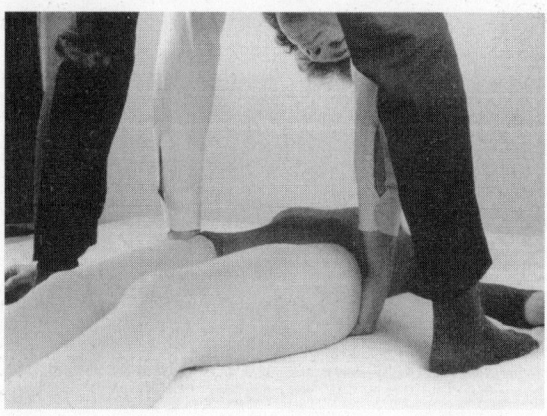

1 F

G Das Bein
mit beiden
Händen rollen
und kneten;
am Ober-
schenkel
beginnen und
zum Knöchel
arbeiten.

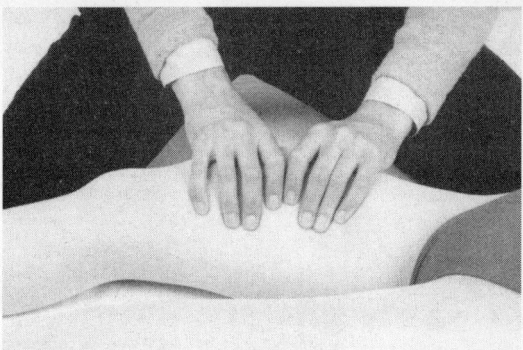

1 G

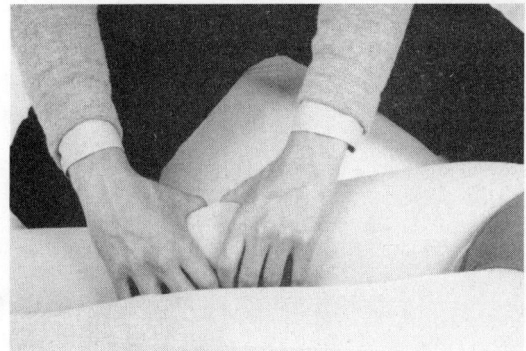

1 G

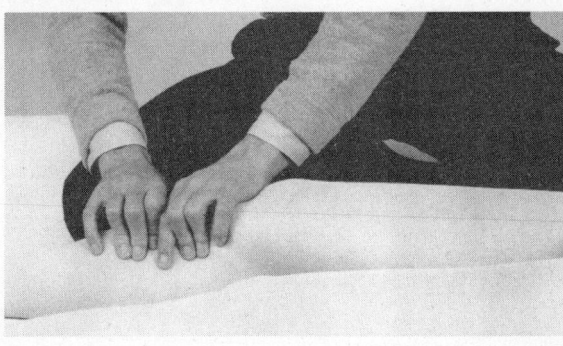

1 G

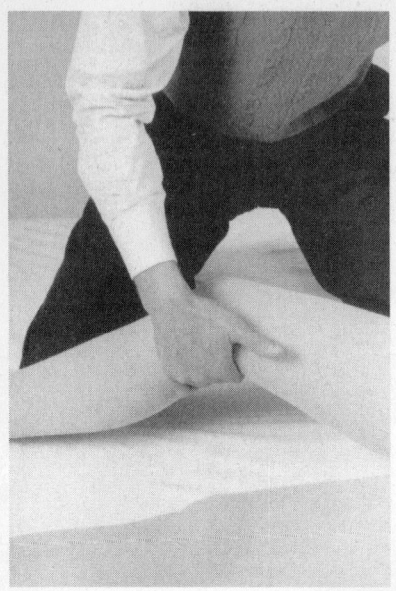

H Das Bein unter dem Knie
   hochziehen und sanft nach
   oben und unten bewegen.

1 H

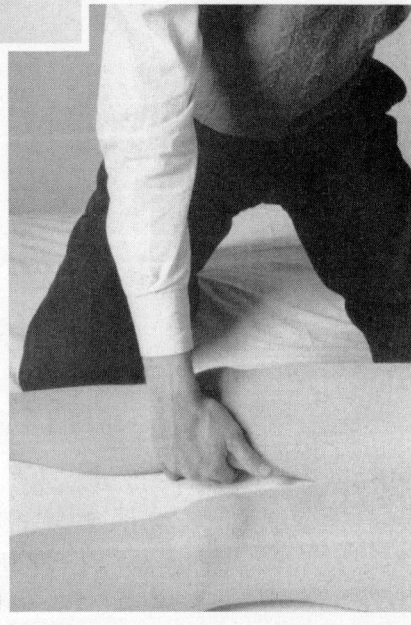

1 H

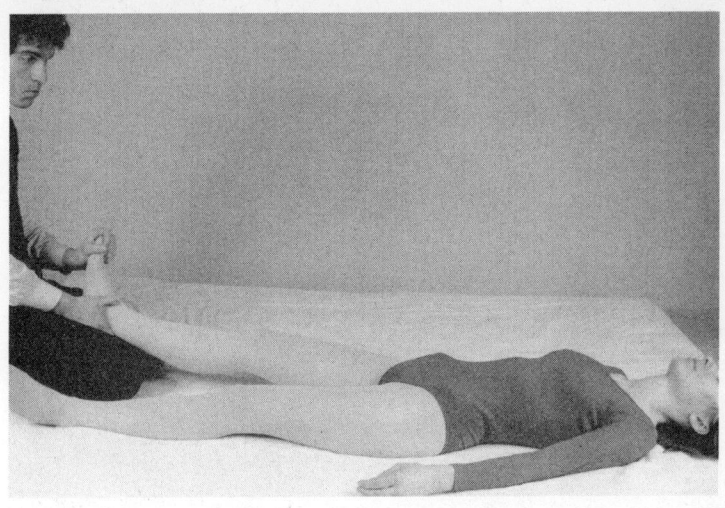

1 I

I   Den Fuß aufnehmen und auf den Schoß legen.

J   Zehen mit der ganzen Hand umschließen und mit der anderen
Hand Fuß und Knöchelgelenk kreisen lassen.

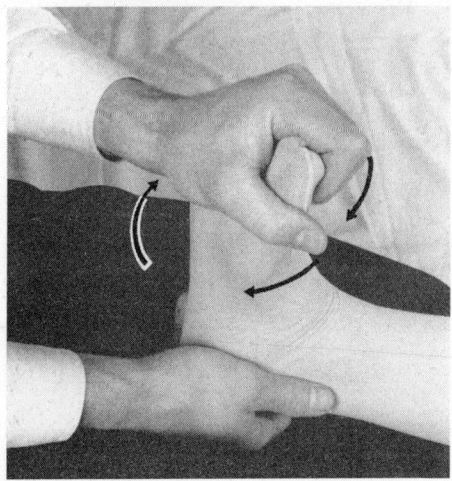

1 J

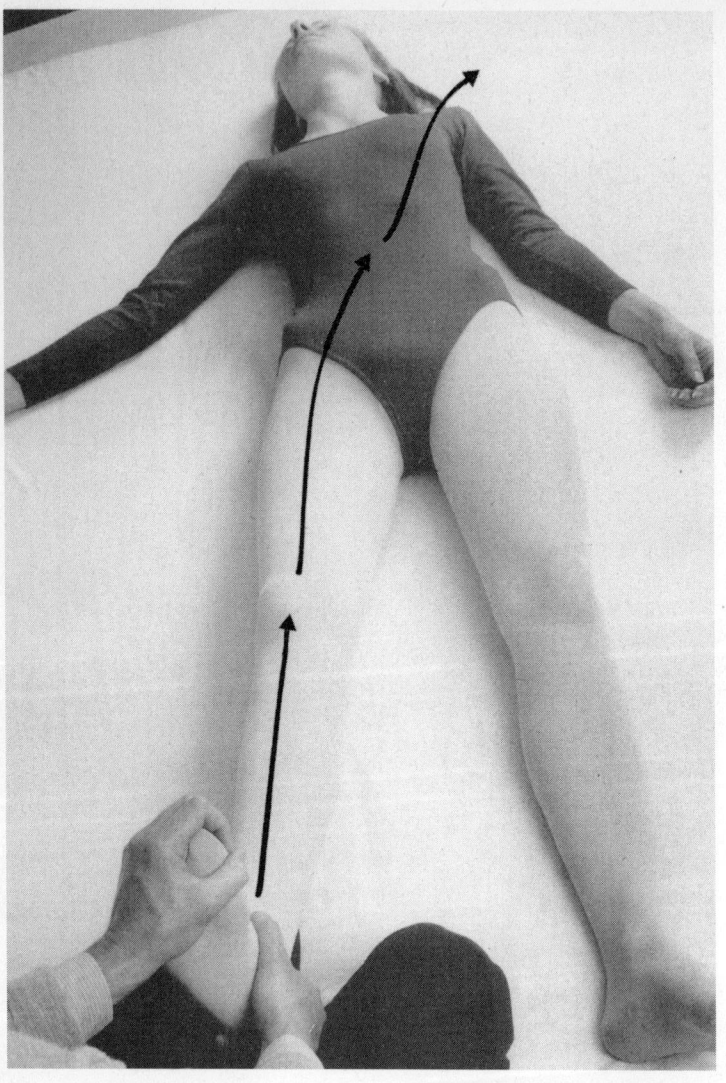

1K

K Die Aktivierungslinie beachten, die diagonal durch das gegenüber-
liegende Schultergelenk verläuft und auch den Kopf umfaßt.

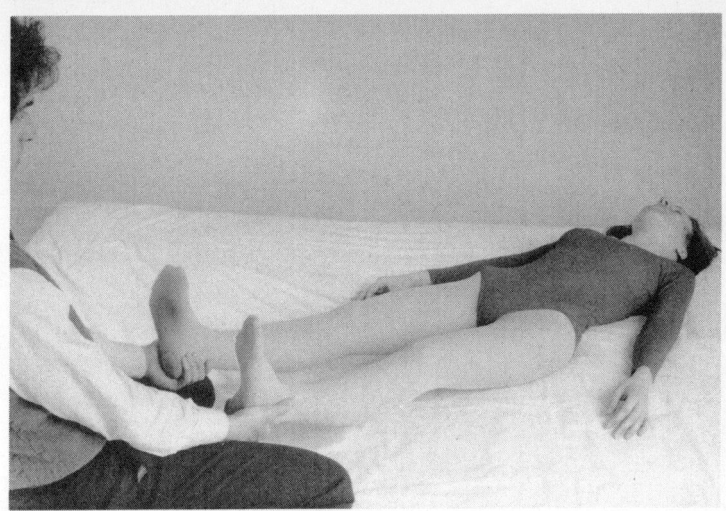

L Beide Knöchel umfassen und den ganzen Körper rhythmisch ziehen und drücken. Schritt A bis G auf der anderen Körperseite wiederholen.

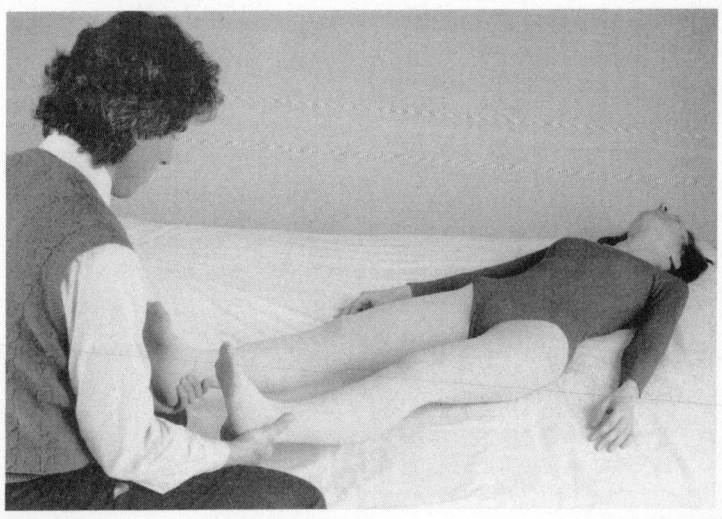

Wiederum jede Bewegung langsam beginnen und die Intensität steigern. Dann Intensität abbauen und den Körper von selbst zur Ruhe kommen lassen. Auch wenn die Bewegungen aufgehört haben, erlebt der Empfänger noch die bewegende Energie, wie wenn der Körper selbst auch in Bewegung wäre.

Sie sollten selbst wahrnehmen, daß der Empfänger diese Empfindung hat, und Sie sollten die Aktivität seines *ki*-Stroms abschätzen können.

Bei der Durchführung dieser Techniken sollten Sie entspannt sein und sich ständig aus ihrem Hara bewegen. Sie sollten stets das Gefühl haben, daß Sie selbst an der Technik beteiligt sind, wie wenn Sie die Fortsetzung des Körpers des Klienten wären. Denken Sie daran, daß auch Ihr *ki* sich bewegen muß, wenn Sie möchten, daß sich auch das des Klienten bewegt. Sie sind es, der den Energiestrom lenkt und steuert. Registrieren Sie stets genau, was geschieht. Lassen Sie Ihren Geist nicht auf andere Dinge abschweifen. Konzentrieren Sie sich aus dem Hara heraus.

Rhythmische Technik 2

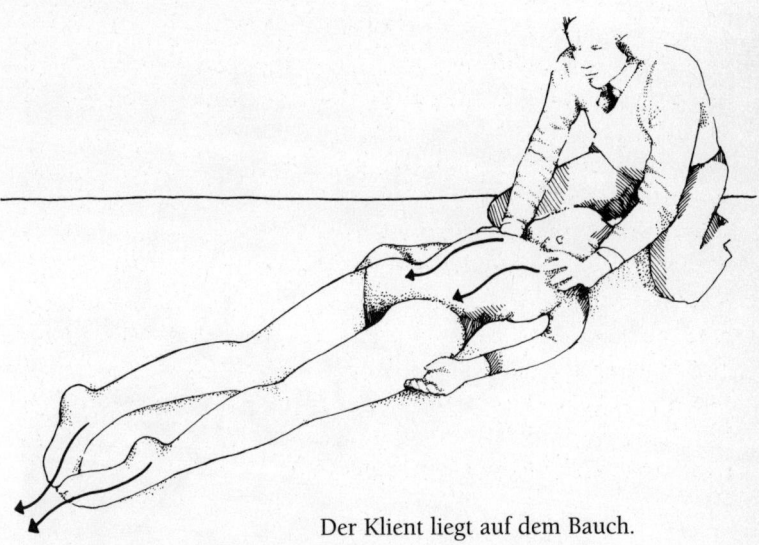

Der Klient liegt auf dem Bauch.

A Die Schultern rhythmisch
erst gleichzeitig und dann
gegenläufig nach unten
drücken und die *ki*-Energie
zu den Füßen schicken.
Auf die Beweglichkeit der
Schulterblätter achten.

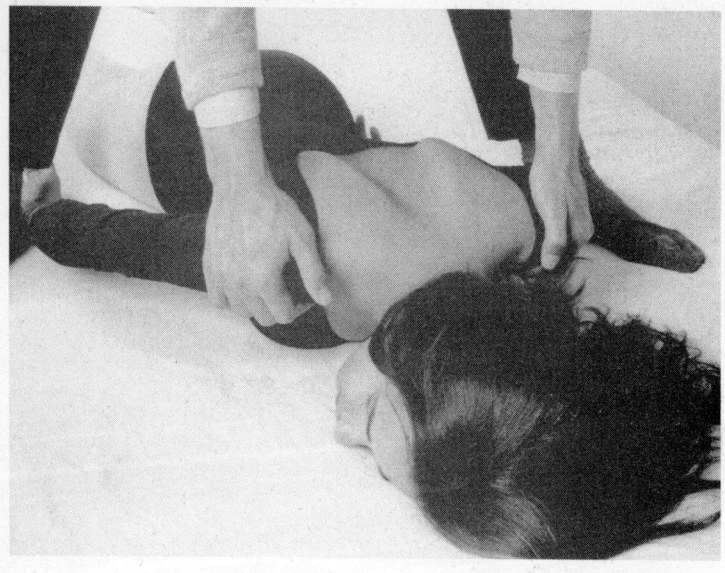

1 B

B   Die Schultern hochziehen und vorsichtig loslassen. Das
    Zusammengehen und Auseinandertreten der Schulterblätter und
    die Bewegung des dazwischenliegenden Rückenbereichs
    beobachten und mitempfinden.

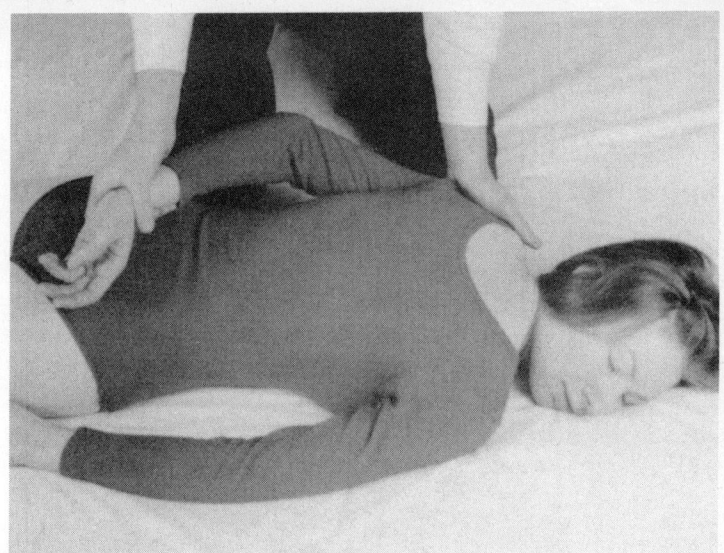

1 C

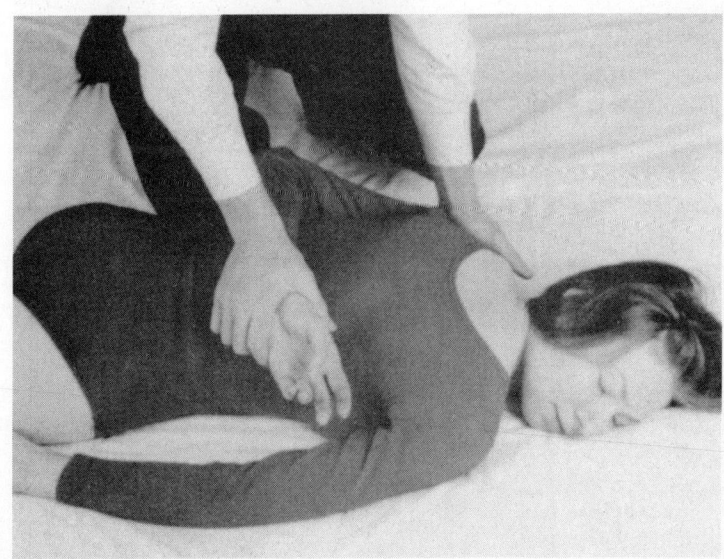

1 C

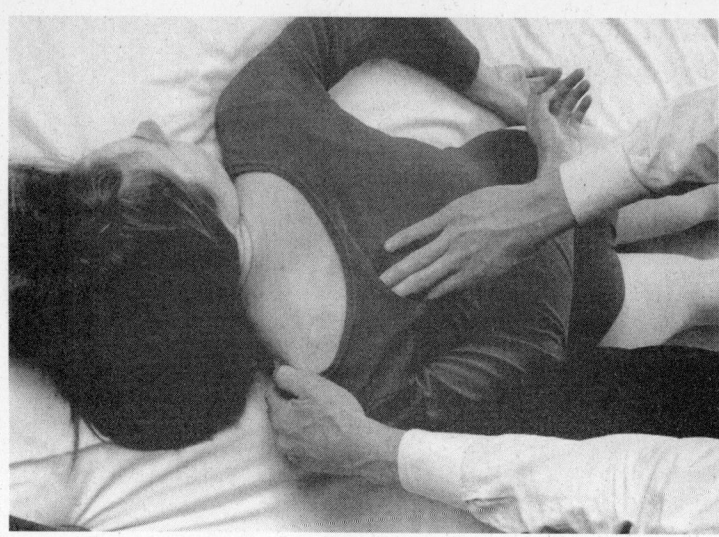

1 C

C Den Arm aufnehmen und quer über den Rücken legen.

Eine Hand unter die
Schulterrundung legen;
die Fingerspitzen der
anderen unter den
wirbelsäulenseitigen
Rand des Schulterblatts
schieben. Die Schulter
sanft anheben und
wieder loslassen und
dabei die Finger unter
dem Schulterblatt
bewegen.

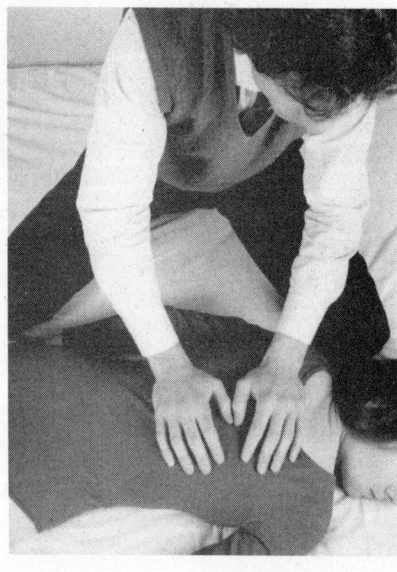

D Den Rücken von oben bis
unten mit den Händen
zunächst auf einer Seite
der Wirbelsäule und
dann auf der anderen hin
und her bewegen.

1 D

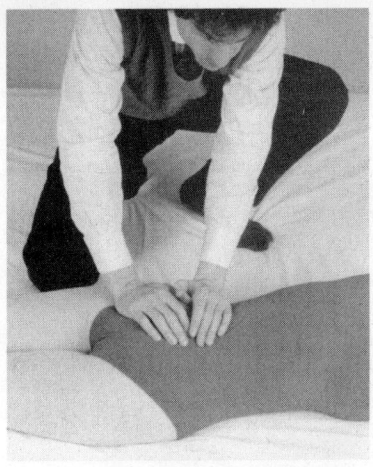

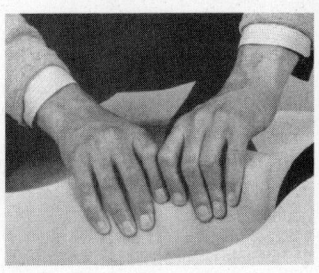

1 E

1 F

E Gesäß sanft hin und her bewegen. Beachten Sie, daß sanft nicht schwach bedeutet; die Bewegung sollte fest sein.

F Das ganze Bein in einer drehenden Bewegung drücken und kneten.

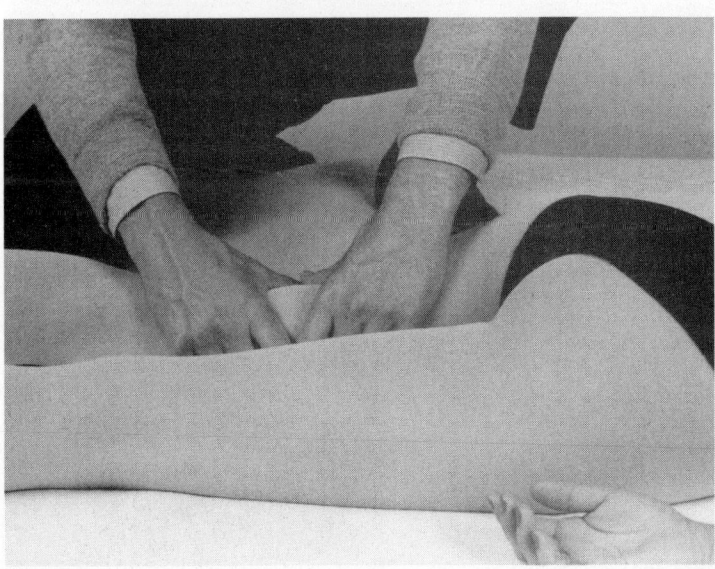

1 F

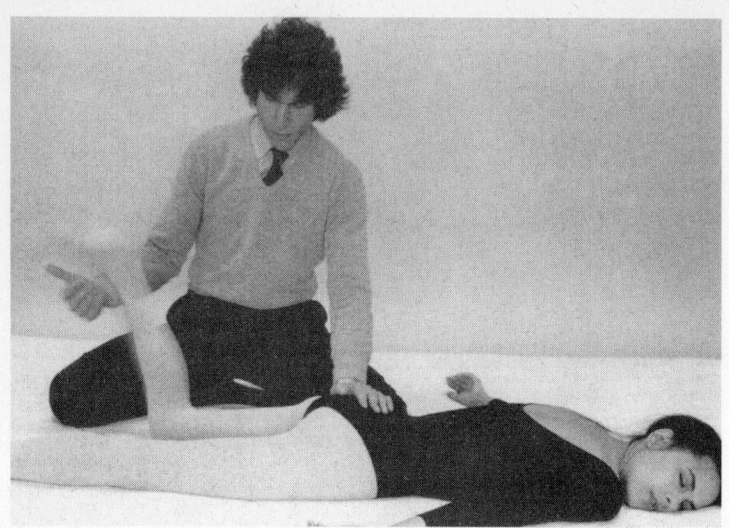

1 G

G Das Bein anheben und das Knie beugen.
   Wade, Fuß und Knöchel locker nach oben werfen und wieder auf-
   fangen.

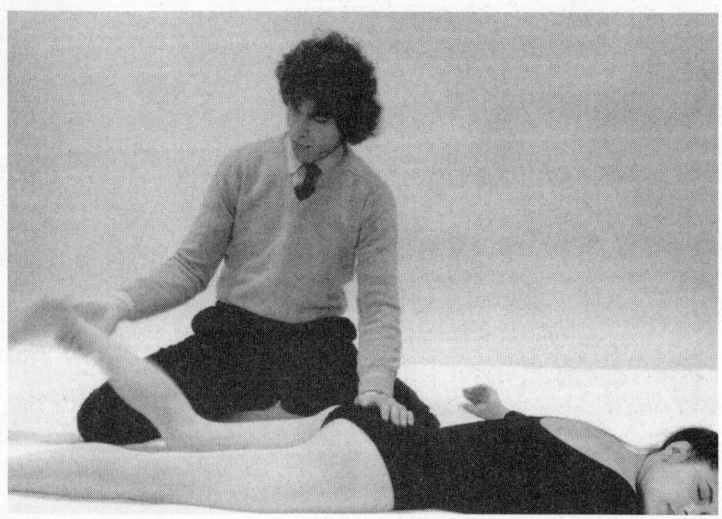

1 G

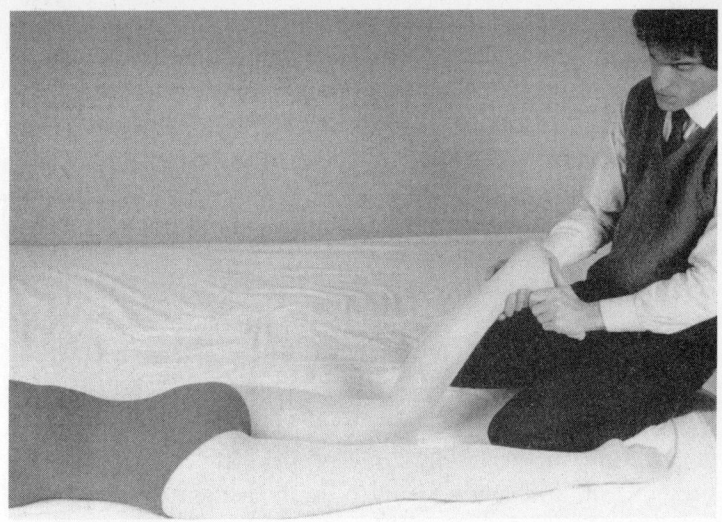

1 H

H Knöchel mit einer Hand umfassen und den Fuß in einer pumpen-
den Bewegung kräftig zum Knie beugen. Dabei sollte der ganze
Körper rhythmisch bewegt werden.

I Beide Knöchel fassen. Den ganzen **Körper** rhythmisch vor und
zurück bewegen.

Die Schritte in der Reihenfolge von Schritt G bis A auf der anderen Körperseite wiederholen. Veränderungen der Energie
des Empfangenden beobachten und wahrnehmen. Mit zunehmender Praxis werden Sie viele offensichtliche, aber auch
subtile Veränderungen feststellen, z. B.:

• Fehlhaltungen durch straffe bzw. schlaffe Muskeln gleichen
sich aus.

• Verschobene Wirbel kehren von selbst in die richtige Lage
zurück, ohne daß sie direkt manipuliert werden.

• Ein verspannter, verkrampfter Körper lockert und entspannt
sich.

Sobald es Ihnen gelingt, diese Abläufe flüssig und kontinuierlich auszuführen, können die einzelnen Teile in das Grundprogramm übernommen werden. Sie können als Einleitung oder als Überleitung von einem Bereich oder von einer Technik zur nächsten oder dann eingesetzt werden, wenn ein Körperteil blockiert oder unbeweglich zu sein scheint und angeregt werden muß, um das *ki* zum Strömen zu bringen. Rhythmisches Shiatsu kann auch als Ganzes wie hier dargestellt angewandt werden und ist besonders bei Personen sehr wirksam, die sich nicht entspannen können. Manche Menschen sehen der Behandlung mit einer gewissen Beklemmung entgegen, vor allem beim ersten Mal. Weil sie sich nicht sicher sind, was sie erwartet, sind sie angespannt und zögern, uns ihr Vertrauen zu schenken. Improvisieren Sie in diesem Fall, und gehen Sie nach Ihren eigenen Methoden vor, je nach dem, was der Empfänger nach Ihren Wahrnehmungen braucht. Als selbständige Behandlung angewandt, ist das rhythmische Shiatsu einfach und hat eine tiefgreifende und starke Wirkung auf den Empfänger. Es läßt sie einen Zustand der Entspannung und Öffnung erfahren, den sie vielleicht seit der embryonalen Phase nicht mehr gekannt haben.

Ich habe es vielfach erlebt, wie Menschen bei der Erkenntnis lachten und/oder weinten, daß sie sich öffnen und entspannen konnten.

Wir können tiefgreifende Hemmungen und Blockierungen auflösen, wenn wir denjenigen, den wir behandeln, ermuntern und vorsichtig unterstützen, statt ihm durch Einsatz von Kraft weh zu tun.

Dehntechniken

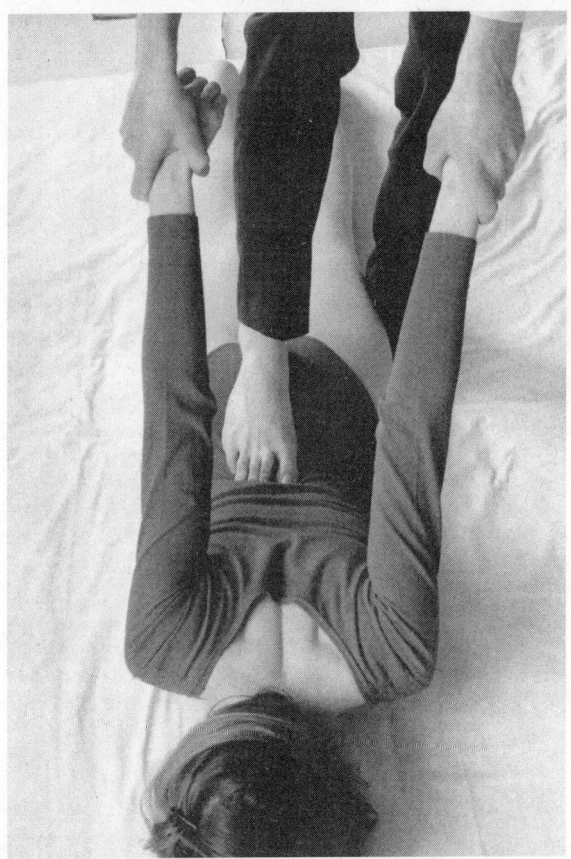

1 A

Sobald Sie das Grundprogramm flüssig ausführen können, erlernen Sie bitte die folgenden Techniken und wenden Sie sie entsprechend ihrem Zweck an:

1 A Der Klient liegt in der Bauchlage. Den Fuß so im Kreuz einsetzen, daß die große Zehe und die zweite Zehe sich über der Wirbelsäule spreizen.

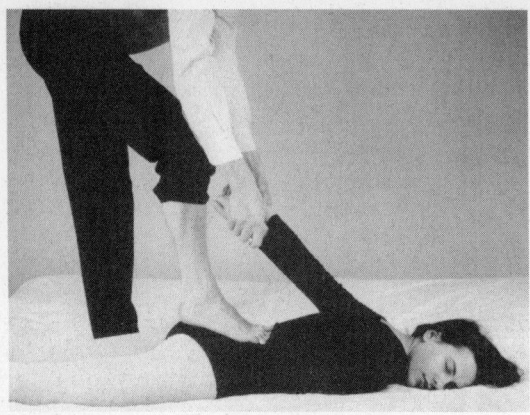

1 B

B Handgelenke fassen.

C Beim Ausatmen den Empfangenden hochziehen und gleichzeitig mit dem Fuß leicht nach unten drücken. Darauf achten, daß Kopf und Hals des Klienten locker nach unten hängen.

Diese Technik eignet sich hervorragend zur Verbesserung der Flexibilität und Durchblutung der Wirbelsäule. Sie wirkt sich außerdem günstig auf die Eingeweide aus, da sie Verstopfungen behebt. Stellen Sie Versuche an, indem Sie Ihren Fuß an verschiedenen Stellen der Wirbelsäule einsetzen, um unterschiedliche Wirkungen zu erzielen.

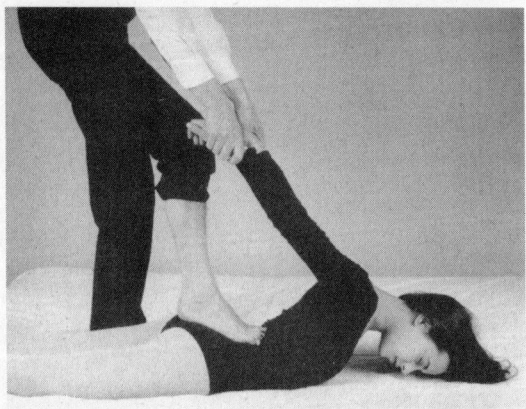

1 C

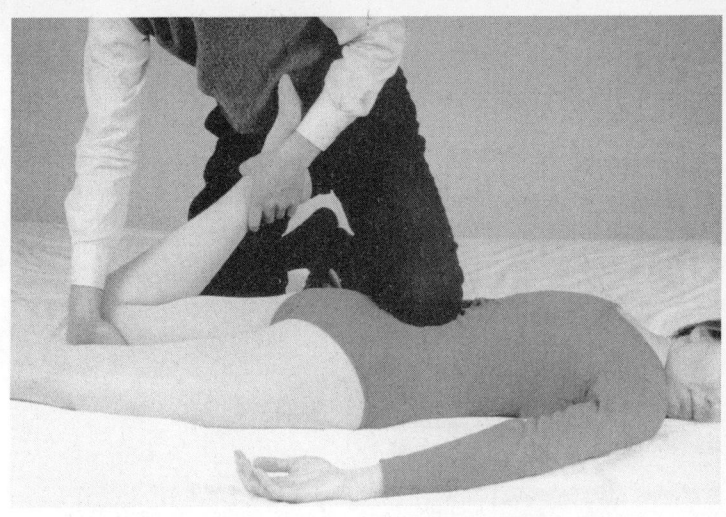

2A

2 A Das Knie vorsichtig im Kreuz des Klienten unterhalb der letzten Rippe einsetzen.

  B Das Knie des Klienten abbiegen, so daß der Fuß zum Gesäß hin zeigt.

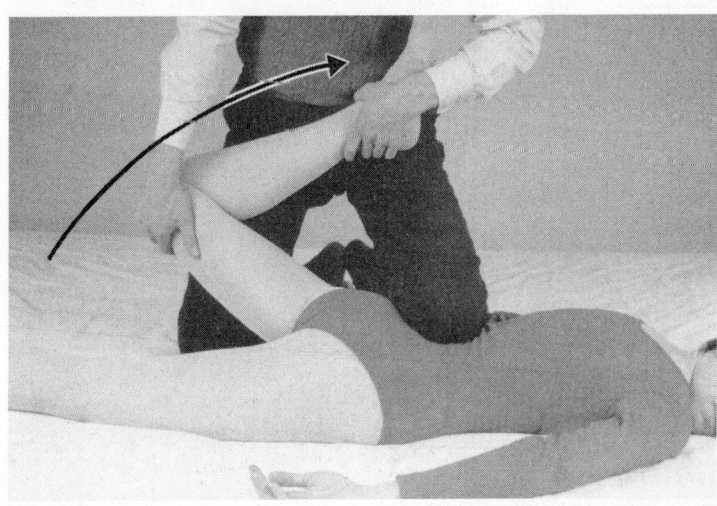

2B

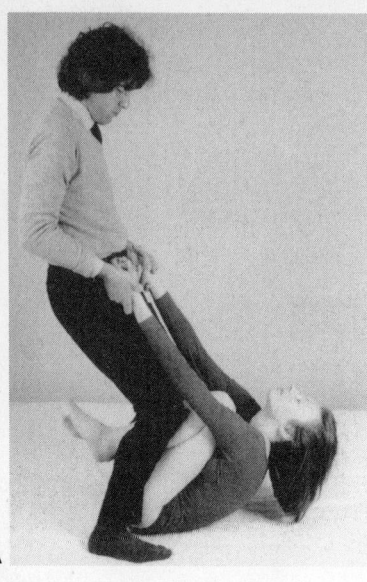

3 A

C Das Bein des Klienten am
   Knie fassen. Beim Ausatmen
   das Bein vom Fußboden
   hochziehen.

D Beim Hochziehen vorsichtig
   das Knie etwas kräftiger einsetzen. Dreimal ausführen;
   mit dem anderen Bein
   ebenso verfahren.

Diese Technik eignet sich sehr
gut zur Tonisierung und Auflösung von Blutstauungen in
den Nieren, die eine wichtige
Rolle für die Vitalität und
sexuelle Kraft spielen. Sie
lockert außerdem die Lenden-
wirbel.

3 A Der Klient liegt auf dem
      Rücken. Die Knie so weit
      wie möglich zur Brust
      schieben. Die Arme am
      Handgelenk fassen und
      die Knie am Widerlager
      der eigenen Knie fixieren.

   B Beim Ausatmen Brust des
      Klienten nach oben zie-
      hen. Gleichzeitig mit den
      eigenen Knien die Knie
      des Empfängers gegen
      dessen Brust drücken.

Diese Technik hilft, den
Beckenknochen ins Gleich-
gewicht zu bringen, löst
Spannungen im Lendenbereich
und im mittleren Rücken.

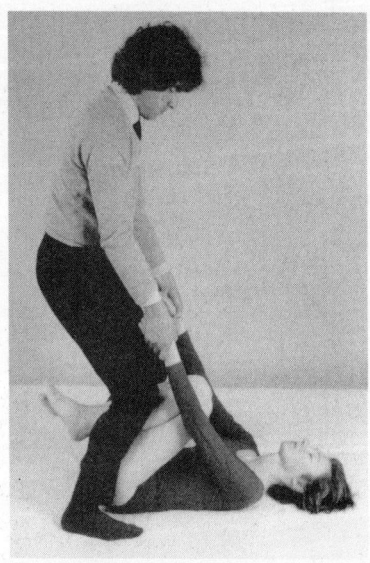

3 B

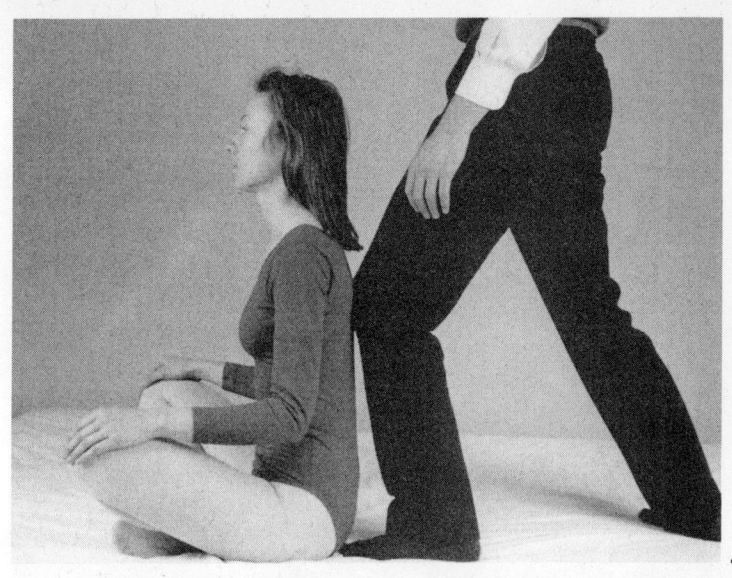

4 A

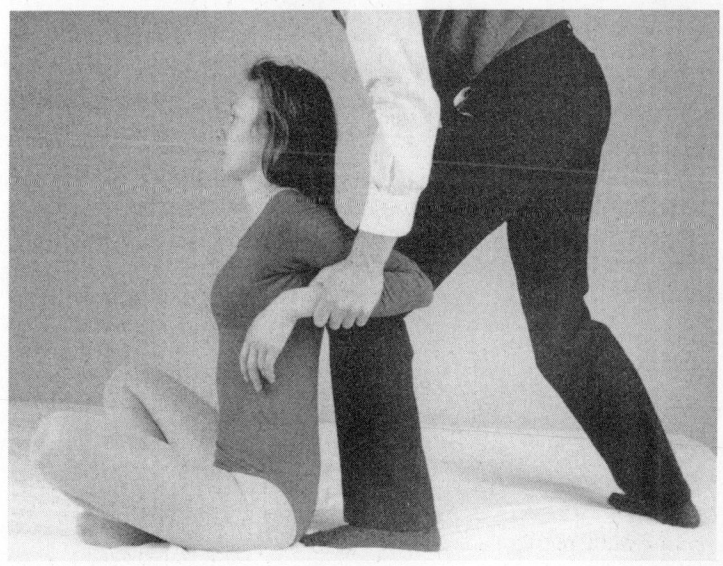

4 B

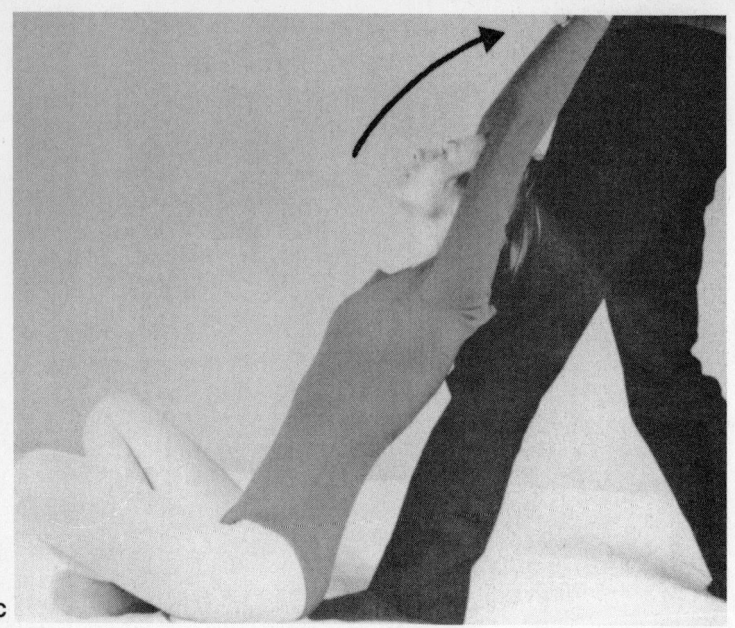

4 C

4 A Sich hinter den aufrecht sitzenden Klienten stellen. Das
      Knie seitlich der Wirbelsäule zwischen den Schulterblättern
      einsetzen.

   B Die Arme am Handgelenk fassen und im Ellbogen abwinkeln;
      Arme hochziehen und sanft nach hinten ziehen. Gleichzeitig mit
      dem Knie drücken, so daß die Brust sich nach vorne wölbt.
      Der Klient atmet dabei aus.

   C Beim Ausatmen Arme über den Kopf nach oben ziehen, wobei
      sich Klient und Anwender nach hinten neigen. Drei- bis zehnmal
      insgesamt wiederholen.

Diese Technik steigert die Lungenkapazität und löst Spannungen in
Nacken, Schultern und Brust.

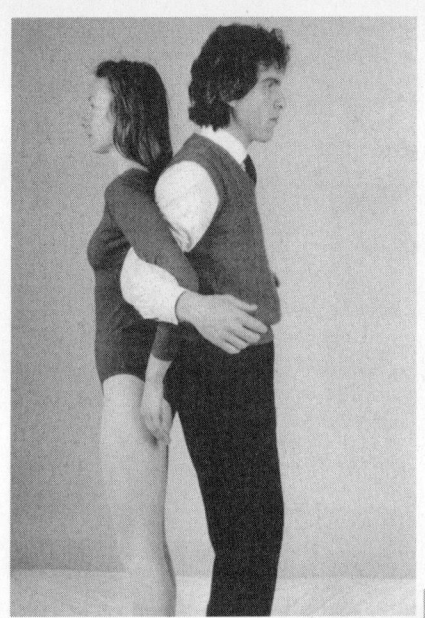

5 A Rücken an Rücken zum
Klienten stehen und
die Arme unterhaken.
Knie leicht beugen,
so daß sich Ihr Gesäß
unter dem des Klienten
befindet.

5 A

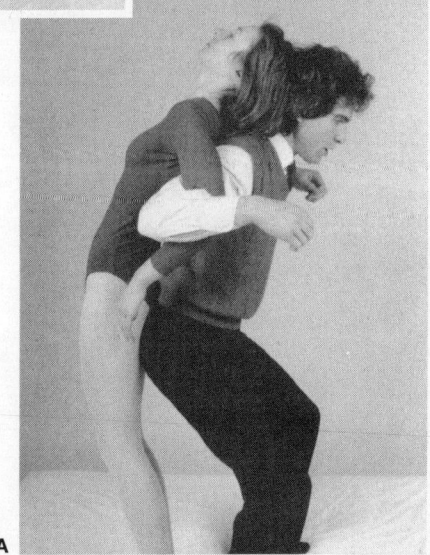

5 A

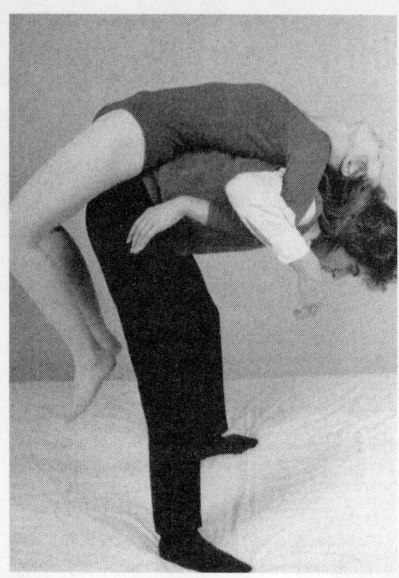

5 B

B Den Klienten »aufladen« und in verschiedene Richtungen schütteln.

C Den Klienten vorsichtig und langsam wieder absetzen.

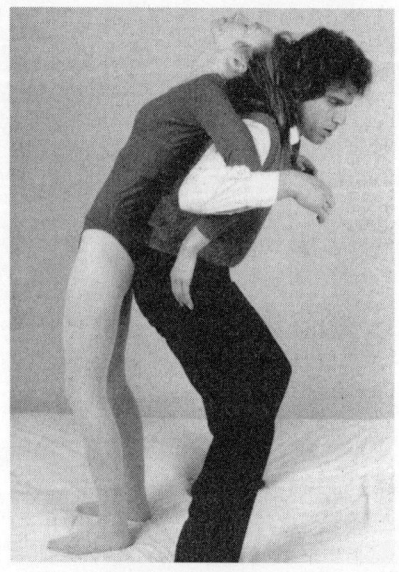

5 C

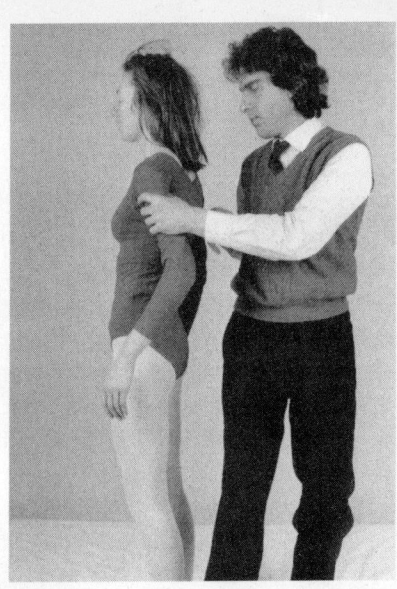

Klient im Stand
15-20 Sekunden festhalten,
bis er das Gleichgewicht
wiedergefunden hat.

Diese Technik hilft dem
Klienten, Beklemmung
abzulegen und Vertrauen
zu fassen. **Sie** kräftigt und
öffnet die Lungen, regt den
Blutkreislauf an und gibt
dem Klienten eine Empfin-
dung von Leichtigkeit und
Gelassenheit.

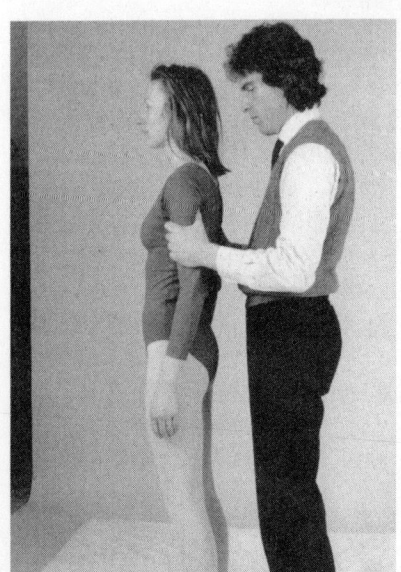

7   Diagnose

Wenn Menschen davon hören, daß wir mit visueller oder Tastdiagnose arbeiten, erleben wir es immer wieder, daß sie dies zunächst als unwissenschaftlich und als Wahrsagerei abtun. Sie sind sich dabei freilich nicht darüber im klaren, daß sie selbst im Rahmen ihrer Kommunikation und Interaktion mit anderen ständig diagnostizieren. Bewußt oder unbewußt bewerten wir ständig die Gesundheit, den Charakter, die Einstellungen oder den Hintergrund der uns umgebenden Menschen, und zwar nur auf der Basis dessen, was wir sehen, oder welches Gefühl wir »im Magen« haben. Nicht selten bringen wir sogar die Ergebnisse dieser Bewertungen zum Ausdruck, indem wir z. B. sagen: »Fühlen Sie sich nicht gut?« oder »Sie sehen müde aus«. Wir können uns nach dem Befinden eines Menschen mit Bemerkungen erkundigen wie »Sie sehen etwas angeschlagen aus« oder »Sie haben Schatten unter den Augen«. Wir fällen ein Urteil über das emotionelle Befinden eines Menschen, indem wir uns etwa wie folgt äußern: »Sie sehen glücklich aus«, »Sie sehen deprimiert aus« oder »Haben Sie sich über etwas geärgert?«. Wir beurteilen die Gedanken eines Menschen nach seinem Mienenspiel, indem wir etwa sagen: »Sie glauben mir nicht?« oder »Worüber denken Sie nach?«. Wenn uns unbekannte Menschen begegnen, machen wir uns häufig in Gedanken ein Bild über ihre ethnische Herkunft, Religion, sozialen Status oder welcher Typ Mensch sie überhaupt sind. Die Wahrnehmung, Identifizierung und Bewertung dieser Eindrücke sind sämtlich bereits Formen der Diagnose.

Der wahre Umfang der Diagnose erstreckt sich aber bis hin zur Bewertung der gesamten Lebenserfahrung einer Person und läßt den Einfluß ihrer Vorfahren, Eltern, Lehrer und Beziehungen deutlich werden. Die Diagnose berücksichtigt auch die Wirkungen der natürlichen und sozialen Umgebung. Dies gibt uns ein Verständnis dafür, wie unsere Umgebung unsere vergangene und gegenwärtige Verfassung beeinflußt und hilft uns, im täglichen Leben Entscheidungen und Urteile zu fällen.

Die alten Chinesen haben diese Bewertungen schematisiert und ein hochentwickeltes System der Charakter- und Gesundheitsdiagnose auf der Grundlage des Sehens, Riechens, Hörens und Tastens entwickelt. In aller Regel ist diese Diagnose genauer als die heutigen Verfahren, die sich überwiegend an Symptomen und Befindlichkeiten orientieren. Sie sucht und legt die Kausalfaktoren frei, die das Mosaik aller bisherigen Erfahrungen des Betreffenden auf allen Lebensebenen bilden. Sie macht uns die künftige Tendenz ihrer Gesundheit und das Potential deutlich, das für eine positive Lebenshaltung vorhanden ist. Dadurch können wir Störungen und Probleme schon im Ansatz erkennen und bekommen die Möglichkeit, die Dinge wieder in die richtigen Bahnen zu lenken. Heilverfahren in der Phase, in der sich Störungen aufbauen, sind einfacher, problemloser und harmonieren besser mit dem Körper und den Lebensvorgängen als Maßnahmen, die bei manifesten Problemen ergriffen werden müssen. Gesundheitsstörungen wie Nierensteine, Atherosklerose, Krebs, Senilität, Schizophrenie usw. können lange vor ihrem tatsächlichen Auftreten erkannt werden. Dies gibt dem Patienten reichlich Zeit, diejenigen Aspekte seines Lebens zu ändern, die die Entwicklung der Krankheit begünstigen.

Wir können uns Grundkenntnisse der Diagnose aneignen, die uns helfen, Gesundheitszustände zu bewerten und den Ablauf unserer Behandlung festzulegen; langfristig aber erkennen wir, daß es eine Kunstform und ein lebenslanges Studium ist. Durch die Diagnose erwerben wir Einblicke in und ein Verständnis für die Natur; sie führt zu einer tieferen, befriedigenderen und vollständigeren Kommunikation zwischen den einzelnen Menschen. Sie führt auch zu mehr Harmonie und Hilfsbereitschaft in unserer Lebensgemeinschaft, die wir als die Gesellschaft wahrnehmen.

Dieser Abschnitt vermittelt einen Ausgangspunkt und einfache Richtlinien für die Diagnose in Verbindung mit Shiatsu.

Die Diagnosestellung

Es gibt zwei diagnostische Hauptbereiche: Konstitution und Verfassung.

Konstitution

Die Zeit, die wir zwischen Empfängnis und Geburt im Mutterschoß verbringen, bestimmt unsere konstitutionellen Eigenschaften. Es sind dies strukturelle Bildungen, Tendenzen und Merkmale, die aus der ursprünglichen Art der Keimzellen unserer Eltern und aus dem Einfluß der Eßgewohnheiten, Aktivitäten und geistigen Einstellung unserer Mutter während der neunmonatigen Schwangerschaftszeit entstehen. Unsere Konstitution ist auch die Gesamtsumme des Hintergrundes, den uns unsere Vorfahren und deren Daseinsbedingungen mitgegeben haben.

Himmlische und irdische Kräfte koordinieren die Bewegung der Energie und schaffen die Grundgestalt aller materialisierten Phänomene. In der Anfangsphase der embryonalen Entwicklung magnetisiert das energetische spiralförmige Gitternetz, das diese Kräfte erzeugen, Materieteilchen aus dem Blut der Mutter und erzeugt so unsere grundlegenden Körpersysteme.

Das System, das mit unserer stark *yang*-haften Nahrungsaufnahme und unserem Stoffwechsel zu tun hat, ist der

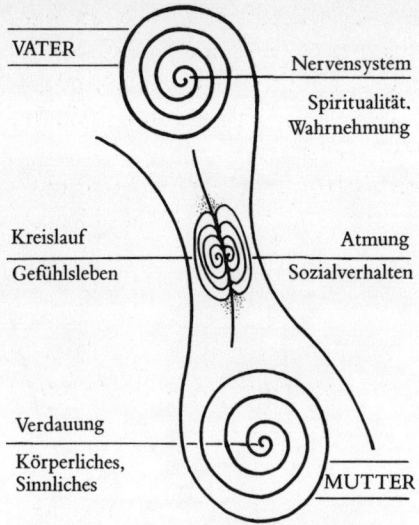

VATER

Nervensystem

Spiritualität,
Wahrnehmung

Kreislauf

Atmung

Gefühlsleben

Sozialverhalten

Verdauung

Körperliches,
Sinnliches

MUTTER

Abb. 47 Eine Energiespirale zieht Materiepartikel aus dem Blut der Mutter und baut darauf die grundlegenden Körperfunktionen des Verdauungsapparats, des Kreislaufsystems, des Atemsystems und des Nervensystems auf.

vorne liegende, nach unten tendierende Verdauungstrakt, der unsere gesamte physische und sinnliche Natur regiert. Mit der weniger *yang*haften Welt der Körpersäfte hat das mehr zentral im Körper liegende Kreislaufsystem zu tun, das für die Art unserer Empfindungen und Antriebe verantwortlich ist. Diese beiden Systeme und ihre Ausdrucksformen spiegeln den Einfluß des Zustandes und der Wesensart unserer Mutter wider. Das Atmungssystem liegt zentraler im Körper und hat mehr mit der Aufnahme von *yin*-artigem zu tun.

Es ist für den Austausch von Sauerstoff und Kohlendioxid verantwortlich und regiert unsere soziale Natur sowie Territorialinstinkte und -verhaltensweisen. Das Nervensystem, das an der Rückseite des Körpers liegt und sich nach oben entwickelt, koordiniert die Aufnahme und Umsetzung der *yin*haftesten Elemente. Dieses System ist für die Aufnahme und Weiterleitung der Welt der Schwingungen verantwortlich und regiert unsere spirituelle Wahrnehmung, unsere Bilderwelt und unsere Gedankenschwingungen. Das Nervensystem und das Atmungssystem hängen mit der Wesensart und der Verfassung unseres Vaters zusammen (Abb. 47).

Mutter	Vater
Kreislaufsystem	Nervensystem
emotional	spirituell
Verdauung	Atmung
physisch, sinnlich	sozial

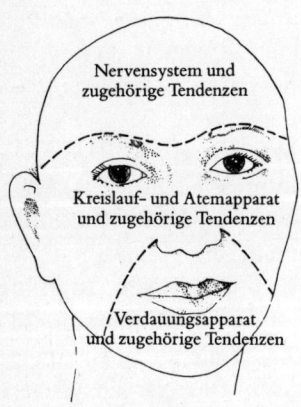

Nervensystem und
zugehörige Tendenzen

Kreislauf- und Atemapparat
und zugehörige Tendenzen

Verdauungsapparat
und zugehörige Tendenzen

Abb. 48 Die Gesichtsabschnitte,
die sich gleichzeitig mit den Körperfunktionen entwickeln, spiegeln die
Verfassung der Primärsysteme wider.

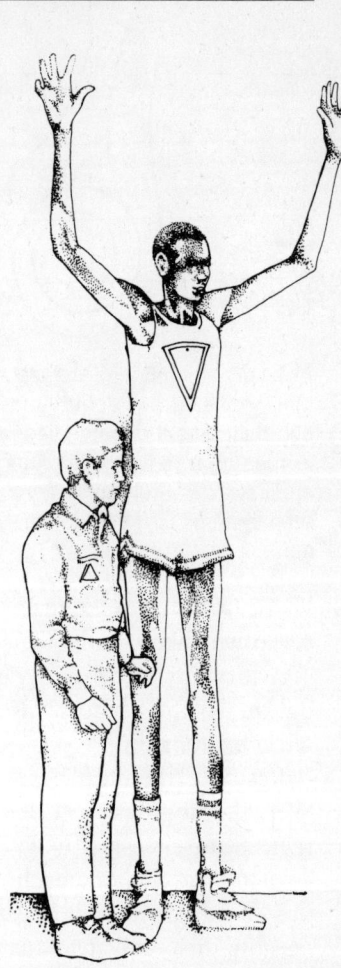

Abb. 49
Yang-(links) und
yin-(rechts) Konstitution

Die Gesichtsabschnitte, die sich parallel zu den Körperfunktionen entwickeln, spiegeln die konstitutionelle Verfassung der Primärsysteme wider (Abb. 48).

Gleichmäßig proportionierte Abschnitte zeigen ein Aktivitätsgleichgewicht zwischen den Systemen an.

Wenn ein Abschnitt größer oder ausgeprägter erscheint, sagt uns dies im allgemeinen, daß dieser Aktivitäts- und Ausdrucksbereich ein Übergewicht hat. Gut akzentuierte und klar strukturierte Abschnitte zeigen inhärente Kraft, während unklare, lose oder verschwommene Züge auf Schwachheit hinweisen.

Die allgemeine Konstitution eines Menschen ist entweder mehr *yang* oder mehr *yin* und richtet sich danach, ob die Himmelskraft oder die Erdenkraft dominiert. Innerhalb des Gesamtbilds der persönlichen, physischen und psychischen Struktur eines Menschen gibt es unzählige Eigenschaften, die teilweise mehr *yin*, teilweise mehr *yang* sind. Ein Mensch mit gedrungenerem Körperbau und kompakteren Gliedmaßen ist mehr *yang*. Ein hochaufgeschossener Mensch mit mehr ovalen Zügen ist mehr *yin*.

Konstitutionsmerkmale

Typ	Yang-Eigenschaft	Yin-Eigenschaft
Bewegung	aktiv	passiv
Haar	dicht, blond, rot	dünn, braun, schwarz
Augen	kleiner, rund, zusammenstehend	größer, mandelförmig, auseinanderstehend
Nase	breit, kräftig	schmal, fein
Mund	schmal, geschlossen	breit, geöffnet
Kinn	eckig	spitz

➤

Typ	Yang-Eigenschaft	Yin-Eigenschaft
Ohren	kräftig, groß	fein, zart
Schultern	breit	hängend
Knochen	schwer	dünn
seelisch/geistig	praktisch zeitorientiert strukturiert finanziell aufbauend	theoretisch raumorientiert aufgelockert ästhetisch kreativ imaginativ
Beruf/Leben	Manager Baumeister Geschäft Politik Anwendung Sport	leitender Angestellter Künstler Wissenschaft Schriftstellerei Forschung Elektronik, Computer
Umgebung	Frühjahrs-Sommergeburt kühleres Klima Gebirge	Herbst-Wintergeburt wärmeres Klima Flachland

Diese Tabelle enthält eine allgemeine Aufgliederung von yin- und yang-Qualitäten, die bei der Beurteilung der Konstitution hilfreich sein können. Lassen Sie zunächst den allgemeinen Eindruck auf sich wirken, um festzustellen, ob die Himmelskraft oder die Erdenkraft überwiegt. Vergleichen Sie dann diese sekundären Züge. Beachten Sie, daß jeder Mensch etwas von beiden Konstitutionsmerkmalen hat, die sich in unterschiedlichen Bereichen ihrer äußeren Erscheinung zeigen.

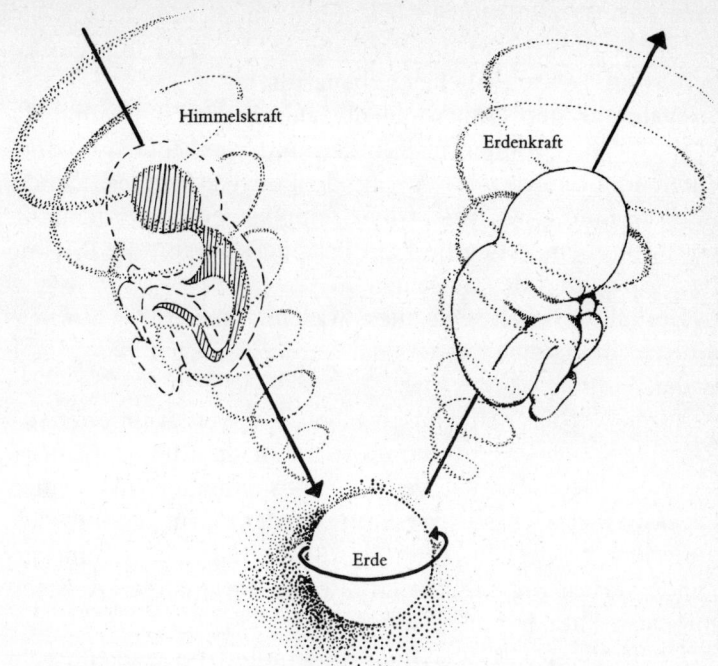

Abb. 50 Die Himmelskraft bewirkt die nach unten und innen gerichtete Entwicklung des Embryos, die Erdenkraft die nach oben und außen gerichtete Entwicklung.

Verfassung

Um die diagnostischen Ergebnisse verstehen zu können, ist stets zu berücksichtigen, daß der Mensch als ein Ganzes existiert und funktioniert. Das Teil spiegelt das Ganze wider, und das Ganze spiegelt die Gesamtsumme der Teile wider. Im Gegensatz zu unserer Konstitution, die in der Regel mit der Geburt festgelegt ist, ändert sich unsere Verfassung ständig unter dem Einfluß unserer Eß- und Trinkgewohnheiten, unserer Aktivitäten und unserer Umwelt. Sie zeigt uns das Ergebnis unseres alltäglichen Lebensstils.

Während der Embryonalentwicklung hat die Himmelskraft, die nach unten, nach innen und zum Zentrum wirkt, einen dominanteren Einfluß auf die Entwicklung des Körpers und die inneren Organe. Gleichzeitig steuert die Erdenkraft, die nach oben, außen und zur Peripherie strebt, die Bildung des Kopfes und des Gesichts.

Deshalb spiegelt sich alles, was im Innern des Körpers auftritt, im Gesicht wider; das Äußere spiegelt das Innere wider.

Wenn Körperorgane anschwellen, sich verhärten oder verkrampfen oder wenn die Körpersysteme durch unausgewogene oder übermäßige Nahrungsaufnahme und einen exzessiven Lebensstil verstopft werden, drückt sich dies äußerlich in Gesicht, Haltung und Verhalten aus. Eine gesunde Verfassung äußert sich in einem strahlenden Äußeren mit elastischer, flexibler Gestik.

Ungleichgewichtszustände, die krankheitserzeugend sein können, zeigen sich in Hautverfärbungen, rauher Oberfläche oder Verspannungen bzw. Erschlaffungen in den verschiedenen Gesichtsbereichen. Narben, Warzen, zystenartige Höcker und Schönheitsflecken zeigen frühere Krankheiten und Ausscheidungen aus den Organen an, die mit den Gesichtsbereichen in Zusammenhang stehen, in denen sie erscheinen. Sie können aber auch Eiweißansammlungen, Kalkablagerungen oder die Bildung von Tumoren, Zysten und Steinen anzeigen.

Wenn wir täglich zuviel Flüssigkeit aufnehmen und Diarrhöe bekommen, wird die Unterlippe, die mit den Eingeweiden korrespondiert, anschwellen. Wenn wir die Flüssigkeitsaufnahme reduzieren und trockenere Nahrung zu uns nehmen, zieht sich die Lippe am nächsten Tag wieder zusammen. Zuviel Salz führt zu einer Zusammenziehung der Nieren und verursacht eine dunkle Schattierung des Gesichts, ein Zusammenziehen der unteren Augenpartie und Kontraktionen in der Kreuzgegend. Durch salzarme Kost können sich die Nieren wieder entspannen, und das äußere Erscheinungsbild normalisiert sich. Langfristige Ungleichgewichte in der Nahrungsaufnahme und der Lebensführung, die chronisch den Körper und seine Organe überlasten, werden allmählich unsere Züge, unsere Haltung und unseren allgemeinen Ausdruck verzerren. Auch diese Zustände und die entsprechenden Erscheinungsbilder können mit Sorgfalt und einer angemessenen Diät wieder beseitigt werden.

Dies sind nur einige Beispiele für die vielfältigen Veränderungen, die tagtäglich, von Woche zu Woche und jahraus jahrein sich ereignen. Wenn wir ein Auge für äußere Erscheinungen haben und sie mit demjenigen korrelieren, zu dem sie in einem inneren Zusammenhang stehen, entwickeln wir ein Verständnis für unsere Gesundheit, wodurch wir schließlich den Schlüssel zu unserem Wohlbefinden in Händen halten.

Die Gesichtszonen

Wenn man sich darin übt, Gesichter zu studieren, wird man nach und nach die Stärken und die Schwächen erkennen, die sich in der wechselnden Verfassung eines Menschen manifestieren. Ziehen Sie diese Erkenntnisse zur Bestätigung dessen heran, was Sie bei der Arbeit am Körper durch Shiatsu entdecken. Mit wachsender Erfahrung werden Sie auch die Ernährungs- und Lebensgewohnheiten und die Umgebungsfaktoren erkennen, die den verschiedenen Zuständen zuzuordnen sind (siehe Abb. 51).

Die Gesichtszonen

Organ	Gesichtsausdruck	Zugehörige Zustände
HERZ	Rote Nase und rotes Gesicht	Hoher Blutdruck
	Purpurne Nase	Niedriger Blutdruck
	Falte im Ohrläppchen und/oder Nasenhaare	Kreislaufstörungen
DÜNNDARM	Schwellung im Mittelteil der Lippen	Schlechte Resorption, stets hungrig, müde
	Horizontale Linien und Schwellung in der Mitte der Stirn	Trägheit und Schleim behindern die Darmfunktion
BLASE	Schwellung und/oder Feuchtigkeit an der oberen Stirn	Organschwäche und Insuffizienz
	Zusammenziehung und Schatten im Bereich des Mundes	Vermehrtes Wasserlassen durch Zusammenziehung der Blase
NIERE	Tränensäcke	Geschwollene Niere, Steine, Ödem
	Purpurne Farbe um die Augen	Verhärtung der Niere durch Vergrößerung, häufiges Wasserlassen
	Schatten um die Augen	Ermüdete, überlastete Nieren
	Krähenfüße	Vermehrtes oder verringertes Wasserlassen, Impotenz
LEBER	Aufgebläht und geschwollen zwischen den Augenbrauen	Mangel an beständiger Energie, laute Stimme
	Straffheit, Zusammenziehungen und vertikale Linien zwischen den Augen	Ungeduldig, »workaholic«

Ursache	Persönlichkeit/ Körperausdruck
Tierische Nahrung	Brustbetonte Haltung
Alkohol, Zucker, Kaffee, Obst, Medikation	Schwache Stimme, schlaffer Händedruck, zeigt Entschlußlosigkeit
Tierische Nahrung	Geistig träge und langsame Reaktionen
Mehlprodukte, denaturierte Speisen, schlechtes Kauen	Kreuz nach innen gewölbt, schüchternes Verhalten
Molkereiprodukte, gesättigte Fette, schleimerzeugende Speisen	Mittleres Hara nach außen gewölbt, Dickbauch
Zuviel Flüssigkeit, insbesondere Softdrinks, Wein	»Quasselstrippe«, nervös
Zu salzige und trockene Speisen	Körper ist straff und hart; Hartnäckigkeit
Zuviel Flüssigkeit, Salz, schleimerzeugende Speisen, Mehlprodukte	Kreuzgegend bewegt sich beim Gehen nicht
Kalte Getränke, tropisches Obst und Gemüse, Fruchtsäfte, Drogen	Steifes, unbewegliches Becken
Zuviel Flüssigkeit, Alkohol	Versucht stets lustig zu sein
Zuviel Salz, trockene und gebackene Speisen, übermäßige sexuelle Aktivität	Überspannte Art, stets in Eile, schwacher Gleichgewichtssinn, neigt sich nach vorne
Fett- und ölhaltige Speisen, Eier, Fleisch, Alkohol	Eckige Körperbewegungen, stemmt beim Stehen die Hände in die Hüften
Salz und tierische Nahrung	Herrische Persönlichkeit, möchte seinen Willen durchsetzen

Organ	Gesichtsausdruck	Zugehörige Zustände
LUNGEN UND BRONCHIEN	Hohle Wangen und graue Farbe	Ungenügende Sauerstoffaufnahme, schwache Mimik
	Rote, aufgeblähte Wangen Gewebeverhärtung	Schleim- und Flüssigkeitsablagerung, Mundgeruch
	Geplatzte Äderchen im Bereich der Wangen und Nasenflügel, Hängebacken	Dehnung und Insuffizienz der Lungenbläschen; geringe Elastizität der Lunge und des Zwerchfells
DICKDARM	Schwellung am Rand der Unterlippe	Dehnung der Eingeweide, Neigung zu unregelmäßigem, dünnem, weichem Stuhl
	Straffheit der Unterlippe	Verstopfung
	Purpurlippen	Verhärtung und Trägheit der Organfunktion
	Schwere in den Augen	Blähungen, Schwere im Hara, ungeformter Stuhl
MAGEN	Geschwollene Oberlippe	Dehnung des Magens; falls gerötet, Entzündung
	Härte und weiße Färbung am Rand der Oberlippe	Dehnung des Magens, Verdauungsschwäche, chaotische Eßgewohnheiten zwischen Yin und Yang
MILZ/ LYMPHE	Geschwollene Schläfen	Schlappheit und Müdigkeit
	Grünliche Farbe und/oder pockennarbige Schläfen	Präkanzeröser Zustand des Lymphsystems
BAUCH-SPEICHEL-DRÜSE	Horizontale Linien erscheinen am Nasenrücken	Hyper- oder Hypoglykämie
	Bläulich-grüne Farbe im Diagnosebereich	Hypoglykämie, ständiges Hungergefühl, heftiges Verlangen nach Süßem

Ursache	Persönlichkeit/ Körperausdruck
Übermäßige Yang-Aufnahme und -Einflüsse, Rauchen	Schmale oder eingesunkene Brust, flache Atmung
Übermäßige Yin-Aufnahme und -Einflüsse, Molkereiprodukte, Milch, Flüssigkeiten	Advocatus-Diaboli-Persönlichkeit, mangelnde Schulterbeweglichkeit beim Gehen
Zucker, Alkohol, Kaffee	Persönlichkeitsschwäche; blickt beim Sprechen zur Seite
Mehlprodukte, Schokolade, schlechtes Kauen, schnelles Essen	Springt von einem Vorhaben zum anderen; vollendet nichts, übermäßig befangen
Kälteerzeugende Speisen, Flüssigkeiten, Drogen und Dauermedikation	Unterdrückt Gefühlsbewegungen, hält gegenteilige Meinung zurück
Überschuß an tierischer Yang-Nahrung, Salz	Übermäßig schüchtern, sitzt mit krummem Rücken
Unausgewogene Nahrung, Überessen, Diätfehler	Schwache, träge Reaktionen
Schlechte Kaugewohnheiten, Zucker und Gewürze	Schlägt die Beine übereinander, beugt sich beim Sitzen vor
Chronisches Überessen	Eigensinnigkeit
Schlemmerkost, zu reichliches Essen	Heikel beim Essen, exzentrischer Geschmack
Raffinierte und denaturierte Speisen schlechter Qualität	Willensschwäche, schlechtes Gedächtnis
Zu reichlicher Verzehr von Eiern	Reizbar, rücksichtslos, fordert von anderen mehr, als sie geben wollen
Eiweißüberschuß	Mangelnde Ausdauer und Körperkraft

Organ	Gesichtsausdruck	Zugehörige Zustände
GALLENBLASE	Taschen oben im inneren Augenwinkel	Gallensteine
	Schwellung und Talg längs der Augenbrauen	Organ verstopft, Gelbfärbung der Lederhaut
EIERSTÖCKE HODEN	Yin-*Sanpaku:* Hochliegende Pupille, so daß unten und an den Seiten das Weiße sichtbar wird	Organische Schwäche
LEBER UND NERVEN-SYSTEM	Yang-*Sanpaku:* Das Weiße der Augen ist oben und zu beiden Seiten der Pupille sichtbar	Seelische Probleme, Neigung zu irrationaler Gewalt
SCHILDDRÜSE	Hervortretende Augen	Hyperaktivität, langsamer Stoffwechsel
EIERSTÖCKE	Herabgezogene Mundwinkel	Schwacher oder entfernter Eierstock an der Seite des herabgezogenen Mundwinkels
WEIBLICHE GESCHLECHTS-ORGANE	Der Mundbereich weist einen grünlichen Schatten auf oder scheint nicht zum übrigen Gesicht zu gehören	Hysterektomie, Hormonprobleme, unfruchtbar
GEBÄR-MUTTER	Gekrümmte Vertiefung unter der Nase	Gebärmutterabknickung oder -vorfall, Fasergeschwulst
PROSTATA	In der Mitte geschwollene und verhärtete Unterlippe	Vergrößerte oder verstopfte Prostata, frühere Infektionen Erektionsschwäche
	Hervorstehende Augenbrauen	Prostataprobleme, möglicherweise Krebs

	Ursache	Persönlichkeit/ Körperausdruck
	Milchprodukte und kalte Getränke	Allgemeine Verhärtung des Körpers und steife Bewegungen
	Milchprodukte, gebackene Speisen und Butter	Bohrender Blick und schneidender Augenausdruck
Yin Sanpaku	Zucker, Drogen, Arzneimittel, Soft Drinks, Fertiggerichte	Gereckter Hals, der Betreffende sieht aus, als ob er schmelzen würde
Yang Sanpaku	Drogen, tierische Speisen, Mangel an Vollkorn, Yin- und Yangextreme	Läßt sich übermäßig von Details ablenken, bizarre Persönlichkeit
	Mineralmangel	Kein Sexualtrieb und keine Entschlossenheit im Leben, Angst
	Molkereiprodukte, Aufputschmittel, »Pille«; Schwäche wegen entfernter Mandeln oder Galle	Aggressive, maskuline Natur, scharfe Gesichtskonturen, läßt sich nicht leicht einen Gefallen tun
	Operationen, Bestrahlungen, Krebs	Schmälerwerden der Hüften, Substanzabbau am Gesäß
	Übermäßige Aufnahme extremer Yin-Speisen (raffinierte Nahrungsmittel) oder extremer Yang-Speisen (tierisches Eiweiß)	Gebärangst, Widerwille gegen Männer, gestörte Beziehungen, Beckensenkung
	Eiskrem, Nüsse, Wein, Obst, Saft, Käse	Ungeduldig, Beziehungs- schwierigkeiten zu Frauen
	Fleisch, Eier, Käse, Eiskrem	Meidet Frauen, sucht in Beziehungen zu dominieren, Steifigkeit in Kreuz oder Beinen

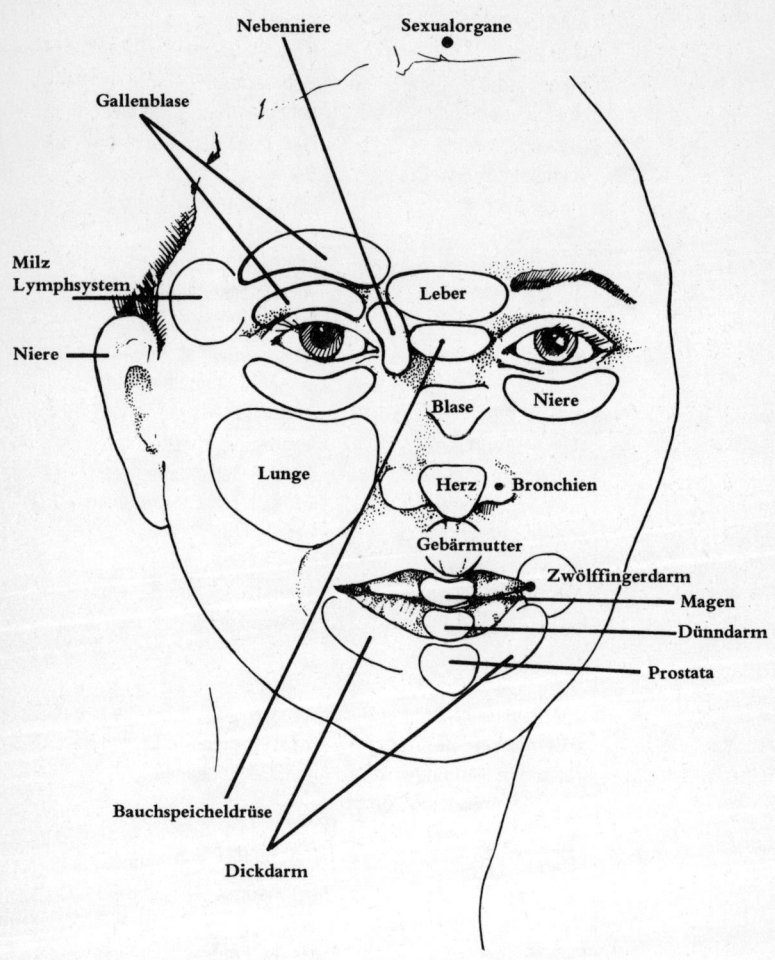

Abb. 51   Die Gesichtszonen

Fünf-Transformationen-Diagnose

Alle Befindlichkeiten und Ausdrucksformen, die sich in unserem Körper manifestieren, können als Ausprägungen der fünf Transformationsstufen der Energie betrachtet werden. Diese Energien, die die Embryonalentwicklung steuern, erzeugen durch Verdichtung unsere Organe und Systemfunktionen sowie unsere Strukturen. Wenn in einem Energiefeld Gleichgewicht herrscht, sind alle zugehörigen Funktionen gesund. Fehlendes Gleichgewicht und/oder Stagnation zeigt sich in der Regel mehr oder weniger ausgeprägt in den meisten der zugehörigen Bereiche in Form von Funktionsstörungen, Schmerzen oder Verfärbungen.

In der folgenden Tabelle sind die verschiedenen funktionellen und strukturellen Entsprechungen eines jeden Energiesystems aufgeführt.

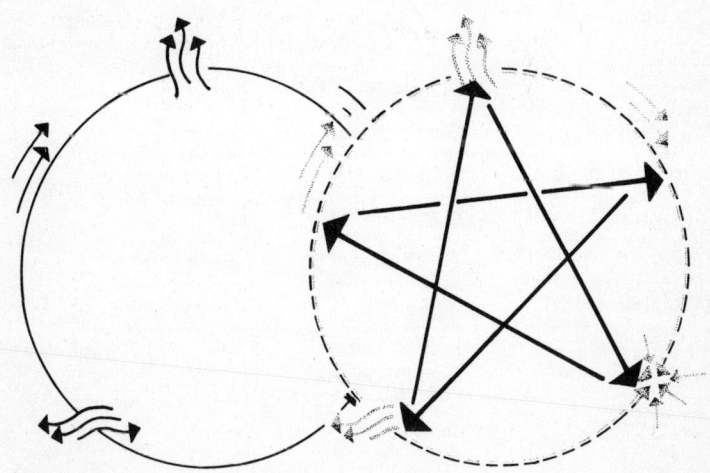

Abb. 52

Energiephase	Feuer	Erde
zugehöriges Organ	Herz/Dünndarm	Milz/Bauchspeichel-drüse/Magen
auffällige Farbe	rot, rosa, purpur	braun, orange
Wahrnehmungs-organ	Zunge	Mund
Sinn	Sprechen	Schmecken
Stimme	lachend	Singsang
Geruch	verbrannt	süß
Systeme	Kreislauf	Lymphe
Emotionaler Ausdruck		
im Gleichgewicht	glücklich und ruhig	sympathisch, vertrauensvoll, ermutigend
nicht im Gleich-gewicht	reizbar	eifersüchtig, zynisch, mißtrauisch, skeptisch
Gewebe	Blutgefäße	Fleisch
Schönheitsmerkmal	Gesichtsfarbe	Lippen
Körperflüssigkeit	Schweiß	Speichel
Geschmack	bitter	süß
Tageszeit	10–15 Uhr	15–19 Uhr
Jahreszeit	Sommer	Spätsommer
Körperbereich	Hals, linkes Schultergelenk	Knie und Ellbogen

Metall	Wasser	Holz/Baum
Lunge/Dünndarm	Niere/Blase/Sexual-organe	Leber/Gallenblase
blaß, aschgrau	schwarz, blau	grün, gelb
Nase	Ohren	Augen
Riechen	Hören	Sehen
weinerlich, winselnd	klagend, gurgelnd	laut,scharf
fischig, medizinisch	faulig, modrig, Urin	ranzig
Atmung, Ausscheidung	Nieren, Hormone	Nervensystem
verständnisvoll, positiv, sozial, begeistert	mutig und initiativ	ruhig, ausdauernd
negativ, deprimiert, besorgt	ängstlich und gespannt	ungeduldig, frustriert, zornig
Haut	Knochen/Zähne	Muskeln/Sehnen/Bänder
Körperhaar	Haar	Zehennagel
Schleim	Harn	Tränen
stechend	salzig	sauer
19–24 Uhr	0–5 Uhr	0–10 Uhr
Herbst	Winter	Frühling
Schultern	Knöchel und Gelenke	rechtes Schultergelenk und Schulterblätter

Grundprogramm-Diagnose

Bei der Anwendung des Grundprogramms im Rahmen Ihrer Shiatsu-Behandlung können optische und Tastwahrnehmungen für eine einfache und vorläufige Diagnose herangezogen werden. Wenn sich ein Bereich elastisch anfühlt, zeigt dies im allgemeinen Gleichgewicht an. Extreme Wärme, Kälte, Härte, Weichheit, Rauheit, Empfindlichkeit oder Vergrößerung zeigen Ungleichgewichtszustände an. Wenn der Empfänger bei Druckanwendungen Schmerzen verspürt, weist dies ebenfalls auf ein Ungleichgewicht hin.

Der Rücken

Die drei Rückenbereiche zeigen den Zustand der Organe und Systeme an, die sich direkt in diesem Bereich befinden.

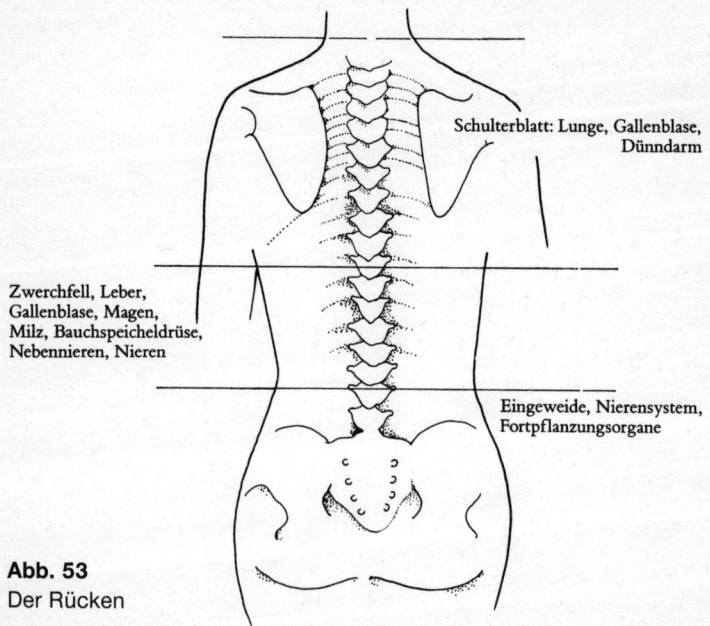

Schulterblatt: Lunge, Gallenblase, Dünndarm

Zwerchfell, Leber, Gallenblase, Magen, Milz, Bauchspeicheldrüse, Nebennieren, Nieren

Eingeweide, Nierensystem, Fortpflanzungsorgane

Abb. 53
Der Rücken

Das Bein

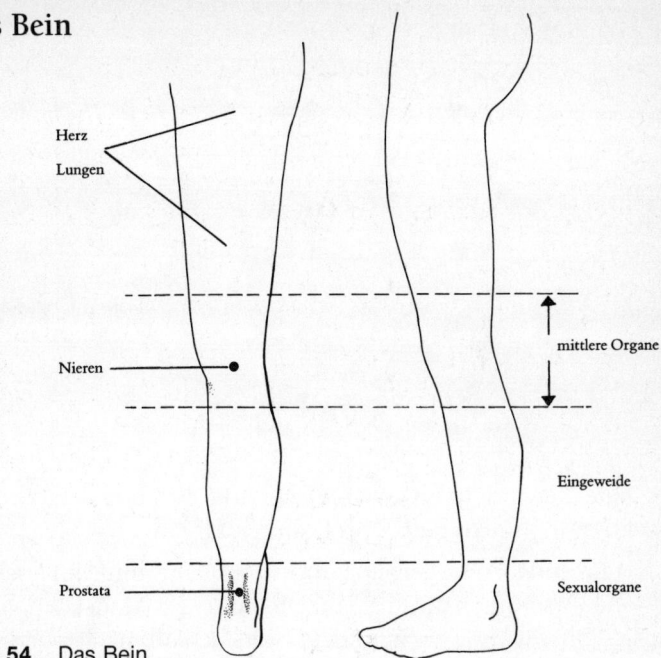

Herz
Lungen

mittlere Organe

Nieren

Eingeweide

Prostata

Sexualorgane

Abb. 54   Das Bein

1 Der Oberschenkel hängt mit den Geschlechtsorganen zusammen.

2 Die Knie hängen mit den mittleren Organen zusammen.
   Rechte Seite: hauptsächlich Leber/Gallenblase.
   Linke Seite: hauptsächlich Magen/Milz/Bauchspeicheldrüse.
   Kniekehle: Niere/Blase.

3 Die Wade hängt mit den Eingeweiden zusammen.

4 Die Knöchel hängen mit den Geschlechtsorganen zusammen.

5 Die Achillessehne hängt mit der Prostata bei Männern und den Eileitern bei Frauen zusammen.

Die Füße

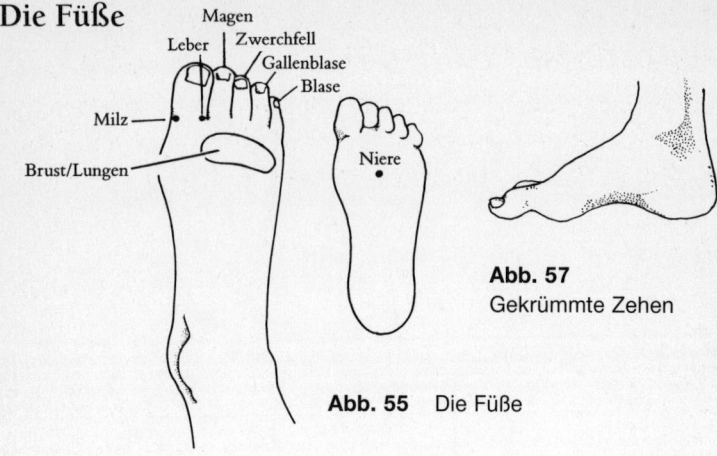

Abb. 57
Gekrümmte Zehen

Abb. 55 Die Füße

1 Jede Zehe steht in einer Beziehung zu einer bestimmten Energie und zu einem bestimmten Organ.

2 Hängende Füße zeigen Lungenprobleme und eine schwache Gesamtkonstitution an. Die Füße des Menschen verlieren ihre Gesamtheit und hängen schlaff nach vorne bei Eintritt des Todes (Abb. 56).

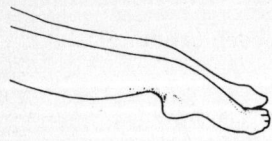

Abb. 56 Hängender Fuß

3 Zusammengekrümmte Füße mit eingezogenen Zehen zeigen, daß ein Problem im Bereich der Leber/Gallenblase vorliegt. Die Ursachen sind der Verzehr von Huhn, Eier, Krusten- und Schalentieren und die Angst vor Veränderungen (Abb. 57).

4 Angeschwollene Knöchel und Füße zeigen Nierenstörungen an.

5 Geplatzte Äderchen weisen auf Nierenstörungen hin.

6 Purpurne, kalte Füße weisen bei Frauen auf Stockungen in den Eierstöcken und bei Männern auf schwachen Sexualtrieb hin.

7 Elastizität des Fleisches unter der großen Zehe zeigt die Leistungsfähigkeit der Hoden an.

8 Der Bereich vor den unteren Zehengliedern zeigt in erster Linie bei Frauen die Brust und bei Männern die Lungen an.

Der Arm

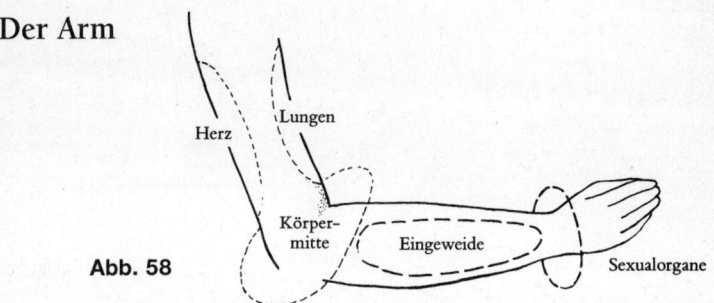

Abb. 58

1 Der Oberarm zeigt Lunge und Herz an.

2 Die Ellbogen hängen mit den mittleren Organen zusammen:
   A Rechte Seite: Leber/Gallenblase.
   B Linke Seite: Magen/Milz, Bauchspeicheldrüse.

3 Die Unterarme hängen mit dem Dickdarm und dem Stoffwechsel zusammen.

4 Die Gelenke stehen in einer Beziehung zu den Geschlechtsorganen.

5 Der Mittelbereich des inneren Unterarms steht
   A bei Frauen für die Sexualfunktion und den Menstruationszyklus,
   B bei Männern für die Lunge.

6 Der innere Unterarm zeigt insgesamt die Brüste an.
   A Ein grünlicher, purpurner Farbton zeigt ein Krebspotential an.
   B Fettknötchen zeigen ein Potential für Zysten an.

Die Hände

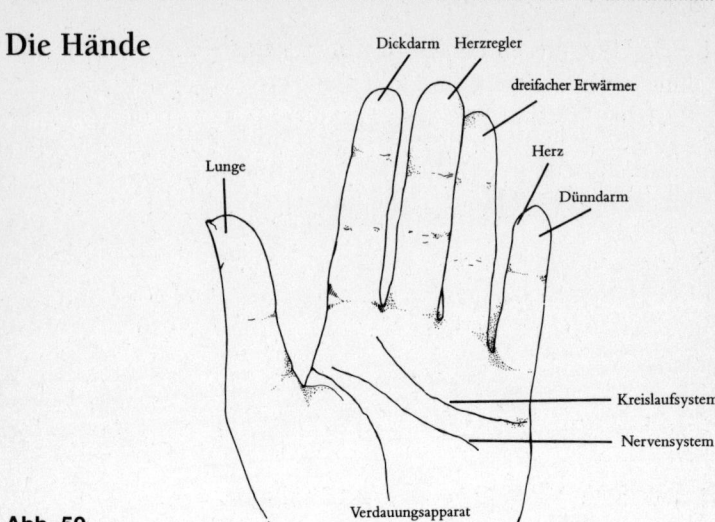

Abb. 59

1 Jeder Finger hängt mit einem Energiesystem zusammen.

2 Die großen Handlinien hängen mit den Körpersystemen zusammen.

3 Aufgedunsene, glasige Hände zeigen ein geschwollenes, schwaches Herz an.

4 Harte, steife Hände zeigen Atherosklerose an.

5 Geschwollene Hände mit geschwollenen Fingerspitzen zeigen Lungenerkrankungen an.

6 Harte, kalte Hände zeigen schlechte Atemgewohnheiten und schwache Durchblutung an.

7 Fleckige Rötungen im Bereich der Handballen zeigen emotionale Schwierigkeiten an.

8 Die Haut zwischen Daumen und Zeigefinger hängt zusammen mit:

A Linke Hand: dem absteigenden Dickdarm.

B Rechte Hand: dem aufsteigenden Dickdarm.
Ein grünlicher Farbton zeigt ein Krebspotential an.

C Grauer Farbton oder Anschwellung: Lungen.

9 Die Daumenwurzel steht für die Lungen.

A Graue Farbe zeigt schlechte Sauerstoffversorgung an, Emphysem, Kohlendioxidüberschuß im Blut.

Die Schultern

1 Die Schultern zeigen die Beziehung eines Menschen zur Autorität.

A Linke Seite: Vater oder männliche Gestalt.

B Rechte Seite: Mutter oder weibliche Gestalt.

C Hängende Schultern zeigen Bedrückung, Depression, Apathie, Lebensmüdigkeit an.

D Steif nach hinten gezogene Schultern zeigen Trotz, Widerstand, Abwehrhaltung an.

E Nach hinten vorstehende Schulterblätter zeigen schwache Eingeweide und schwache Geschlechtsorgane an.

2 Die Schultern stehen für Lungen und Eingeweide.

3 Das rechte Schultergelenk hängt mit der Leber und mit der Durchblutung der Leber zusammen.

4 Das linke Schultergelenk hängt mit dem Herzen zusammen.

Der Hals

1 Der Nacken zeigt Blase, Leber und Gallenblase an.

2 Die Seite des Halses zeigt den Verdauungstrakt an.

3 Ein nach vorne geneigter Hals zeigt an:
   A Schlechte Durchblutung des Kopfes.
   B Ein leicht ermüdendes Gehirn.
   C Wahrnehmungsorgane sind schwach und dumpf.

4 Steifer Hals zeigt starres Denken an.

5 Ein geschwollener, geröteter Hals mit vergrößerten Blutgefäßen zeigt an:
   A Bluthochdruck.
   B Unterdrückten Ärger.
   C Übertriebene Selbstbeherrschung.

Die Physiologie der Entspannung

Zusammenhänge zwischen Körper, Seele und Geist

Entspannung löst gewisse körperliche Mechanismen und Veränderungen aus. Das Studium dieses Mechanismus spielt in unserem Shiatsu-Kurs eine wichtige Rolle. Auch Shiatsu hat mit den Reaktionen des Nervensystems und damit zu tun, wie diese Reaktionen die Energiesysteme mit den physischen Wahrnehmungen verknüpfen, die uns vertrauter sind. Das Nervensystem dient als Brücke zwischen der unsichtbaren *ki*-Energie und den physischen Manifestationen der Energie, also den Knochen, Muskeln, dem Gewebe und dem Blut.

Im Körper sind ausgedehnte Energieformen wie Flüssigkeiten, Gase und elektrische Impulse mehr yin. Verdichtete, materialisierte oder feste Energieformen wie Knochen, Muskeln und Gewebe sind mehr yang.

Das Nervensystem, das wie eine Leitung wirkt, überträgt das, was sich im Energiesystem und in der ganzen geistigen Verfassung eines Menschen befindet, in dessen physisches Sein. In der Körperhaltung finden wir daher den Gesamtausdruck des Geistes, der Persönlichkeit, der Psychologie und der Emotionen.*

---

* Das Wort Haltung selbst hat im modernen Sprachgebrauch einen neuen Bedeutungsumfang erlangt. Früher bezog es sich hauptsächlich auf die Körperstellung. Heute benutzt man dieses Wort zur Bezeichnung dessen, wie ein Mensch bezüglich einer bestimmten Situation steht. Man fragt: »Wie ist Ihre Haltung in dieser Frage?« Die Antwort bringt zum Ausdruck, wie Ihr ganzes Sein diesbezüglich ausgerichtet ist und wie Ihre ganze Ein-Stellung bezüglich dieser Situation ist.

Was natürlicherweise geschieht

Das Nervensystem besteht aus einem bewußten Teil, dem willentlich beeinflußbaren Nervensystem, das auf unsere Befehle reagiert. Der zweite Teil ist das Unbewußte, das autonome Nervensystem, das selbsttätig arbeitet. Das autonome Nervensystem steuert und regelt alle fundamentalen Körperfunktionen, die wir oft für selbstverständlich halten.

Beim Studium des Nervensystems entdecken wir, daß sich in unserem Körper als direkte Folge natürlicher Prozesse und Ordnungsabläufe erstaunliche Dinge ereignen, die durch unsere Energie und unser Nervensystem koordiniert werden. Unaufhörlich laufen chemische Reaktionen und Umwandlungen von Elementen und Stoffen ab. Materie wird in Energie und Energie in Materie verwandelt, um unsere menschliche Gestalt zu erhalten und die Funktion des Körpers zu gewährleisten. Die Nachahmung dieser Prozesse übersteigt bei weitem die Möglichkeiten unserer heutigen Technik und ist grundsätzlich im wissenschaftlichen Labor nicht reproduzierbar. So laufen z. B. in der Leber permanent über 100 chemische und energetische Umwandlungen ab, z. B. die Filtrierung und Neutralisierung potentiell gefährlicher Gifte. Die moderne Naturwissenschaft kann diese Vorgänge nur in Form chemischer Reaktionen nachahmen, bei denen große Wärmemengen frei werden und die die Umwelt schädigen. Andererseits vollbringt unser biologisches System beständig und auf ganz natürliche Weise so etwas wie Atomspaltungen, bei denen nur geringe Wärmemengen entstehen. Ein anderes Beispiel für die wunderbaren Fähigkeiten unseres Körpers ist die Erzeugung von Muttermilch nach der Geburt. Dabei wird zunächst die Nahrung, die die Mutter aufnimmt, durch das Kauen und durch die Prozesse des Verdauungssystems zerlegt. Das Nebenprodukt dieser Vorgänge wird in rote und weiße Blutkörperchen und Plasma verwandelt, das den ganzen Körper durchströmt und andere

Zellen, Flüssigkeiten und Energien aufbaut. Das mütterliche Blut verwandelt sich dann im Brustgewebe in eine Flüssigkeit völlig anderer Zusammensetzung und mit anderen Eigenschaften. Nach dem heutigen naturwissenschaftlichen Standard sind diese Verwandlungen ein absolutes Phänomen und weitgehend unerklärlich. Im Körper aber laufen diese Veränderungen, die eine Folge der Tätigkeit von Energie sind, ganz natürlich ohne bewußte Anstrengung oder Denktätigkeit ab.

Sympathisches und parasympathisches System

Der sympathische Zweig des autonomen Nervensystems hängt mehr mit den verschiedenen Erfahrungen und Ausdrucksformen von Spannung zusammen. Wenn der Sympathikus übermäßig stimuliert wird, schließt sich der Körper als Ganzes ab und baut Widerstand auf. Dies ist aber nicht die Art von Widerstand, die der Abwehr von Krankheiten dient; es ist vielmehr der Widerstand gegenüber Veränderung und Anpassung, der Krankheit schafft. Der Parasympathikus gibt uns Entspannung. Beim Entspannen öffnet sich der Körper und läßt Energie zirkulieren, die Anpassungen und Korrekturen ermöglicht und fördert.*

---

* Wirkliche Widerstandsfähigkeit gegenüber Krankheiten ist die Fähigkeit der inneren Umgebung, sich an die Einflüsse äußerer Veränderungen anzupassen. Dies ermöglicht es dem Körper, innerhalb der Gleichgewichtsparameter zu bleiben, die dem Organismus eingeboren sind. Krankheit entspringt dem Widerstand oder der Unfähigkeit des Körpers, sich anzupassen und im Gleichgewicht zu bleiben. Auch Streß, der eine emotionelle Anpassungsunfähigkeit ist, entsteht durch Körperzustände, die sich Änderungen widersetzen. Ein Beispiel hierfür ist die Reaktion des Körpers auf raffinierten Zucker, der den Körper belastet und ihn bei langjährigem Gebrauch sogar die Fähigkeit verlieren läßt, sich an die extremen Zustände anzupassen, die er hervorruft. Anfänglich werden Mineralstoffe dem Blut, den Zellen und den Knochen entzogen, um diese Wirkungen aufzuheben. Langfristig aber erschöpft raffinierter Zucker die Kraftvorräte des Körpers. Hieraus entsteht eine tiefe Schwäche, die die Gesamtfunktion des Körpers beeinträchtigt, einschließlich des Denkens, des Verhaltens und der Fähigkeit, innerhalb der natürlichen und sozialen Umgebung kraftvoll aufzutreten.

Die Funktion des sympathischen und parasympathischen Systems ist ein gutes Beispiel für das folgende grundlegende Wirkungsprinzip von Energie:

Yang ($\triangle$) verwandelt sich im Aktivitätsextrem in Yin ($\triangledown$).
Yin ($\triangledown$) verwandelt sich im Aktivitätsextrem in Yang ($\triangle$).

Der Parasympathikus empfängt mehr von der nach unten und innen gerichteten Himmelskraft. Er erzeugt dann die entgegengesetzte Wirkung, indem er den Körper sich öffnen und entspannen läßt. Der Sympathikus dagegen empfängt mehr von der nach oben und außen gerichteten Erdenkraft und läßt daher den Körper sich verspannen und verschließen. Die Struktur und Lage der Nerven sind gute Beispiele dafür, wie die Formen und Funktionen unseres Körpers sich aus der Erde und ihrer Umgebung entwickeln und ihr ähneln (Abb. A1).

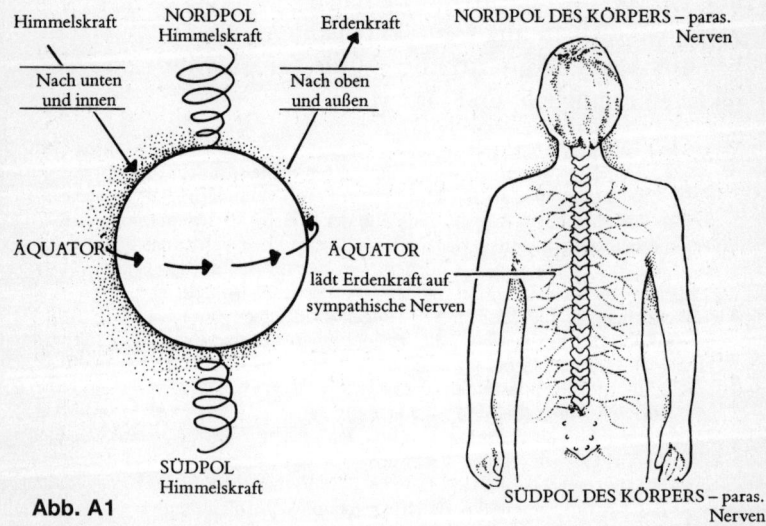

Abb. A1

Parasympathische Nerven strahlen vom Kopf nach unten und vom Kreuzbein nach oben aus und ahmen den Nord- und Südpol der Erde nach, wo die Yang-Kraft ($\triangle$) des Himmels hauptsächlich in unsere Atmosphäre eintritt. Die Fasern des Sympathikus verzweigen sich von der Wirbelsäule in den Rücken. Sie repräsentieren den Äquator, wo die meiste Yin-Kraft ($\triangledown$) der Erde erzeugt wird.

Zusammenwirkung, Gleichgewicht und Extreme

Im Idealfall wirken beide Zweige des autonomen Nervensystems so zusammen, daß sich eine kooperative Beziehung ergibt. Je nach Funktionsnotwendigkeit oder den Anforderungen der Umwelt beschleunigen die energetischen Ladungen des Körpers die Aktivität eines der Zweige, so daß er ein Übergewicht über den anderen bekommt. Extreme Zustände können im Körper aus verschiedenen Gründen entstehen, wie z. B. Ernährungsfehler, emotionaler Streß oder Umweltbelastungen. Im allgemeinen erzeugen einseitige oder extreme Zustände zunächst einen chronisch überlasteten Sympathikus mit allen zugehörigen Erscheinungen. Wenn dieser Zustand langfristig anhält, wird der sympathische Zweig des autonomen Systems die Herrschaft übernehmen.

Der Parasympathikus hat ein leichtes Übergewicht, solange die Zustände innerhalb der normalen Schwankungsbreite bleiben. In einem gesunden Körper sollte insgesamt gesehen der Parasympathikus ständig etwas mehr aktiviert sein, so wie der Körper auch ständig einen leicht alkalischen Zustand des Blutes aufrecht erhält (Abb. A2).

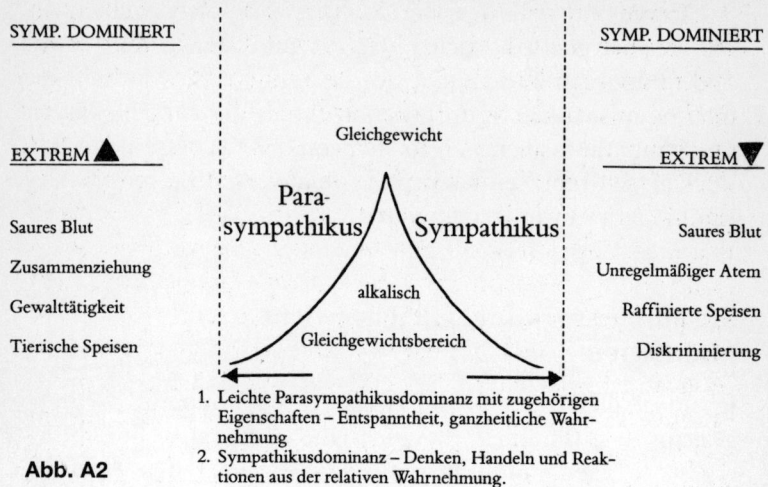

Abb. A2

1. Leichte Parasympathikusdominanz mit zugehörigen Eigenschaften – Entspanntheit, ganzheitliche Wahrnehmung
2. Sympathikusdominanz – Denken, Handeln und Reaktionen aus der relativen Wahrnehmung.

Körperliche Einflüsse

Der Verdauungsprozeß wird durch eine dominante Aufladung des Parasympathikus aktiviert. Wenn ein Mensch angespannt und der Körper durch die Anwesenheit von Reizen, die den Sympathikus aktivieren (siehe Abschnitt *Umwelteinflüsse*) in einen Spannungszustand versetzt wird, wird die Verdauung gehemmt. Der Parasympathikus aktiviert die Verdauungstätigkeit der Speicheldrüse, des Magens und der Eingeweide. Er setzt die peristaltische Bewegung des ganzen Verdauungstrakts in Gang, so daß der Körper Speisen aufschließen, resorbieren und nutzbar machen kann. Gutes Kauen der Speisen aktiviert zusätzlich die Verdauung, indem das parasympathisch gesteuerte Nervengeflecht des Kiefergelenks stimuliert wird. Diese Stimulation löst die Sekretion von Verdauungsenzymen aus und gibt dem übrigen Verdauungstrakt das Signal zur Aktivität.

Organe, Muskeln und Gewebe werden je nach ihrer Struktur von den beiden Zweigen des autonomen Nervensystems unterschiedlich beeinflußt. Der Parasympathikus öffnet den Schließmuskel, der von straffer Struktur oder Yang (△) ist. Er entspannt auch die festeren Organe. So verlangsamt sich z. B. der Pulsschlag, d. h. das Herz entspannt sich unter Parasympathikus-Einfluß. Der Sympathikus dagegen beschleunigt den Puls. Ein Hohlorgan mit Yin-(▽)struktur wird vom Parasympathikus zusammengezogen, vom Sympathikus entspannt. Wenn der Sympathikus zu aktiv ist, kann sich der Magen nicht schließen, um die Verdauung zu aktivieren, sondern öffnet und entspannt sich, und mit ihm die Eingeweide. Im Laufe der Zeit kann dies zu einem chronischen Zustand werden, der zu Verstopfung, Diarrhöe, Blähungen und Freßsucht aufgrund schlechter Nahrungsversorgung führt (Abb. A3).

	▲ Organ oder Struktur	▼ Organ oder Struktur
Parasympathikus	öffnet und entspannt	schließt und verfestigt
Sympathikus	schließt und verfestigt	öffnet und entspannt

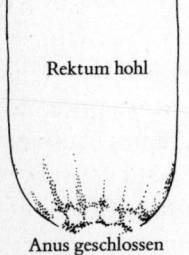

Rektum hohl

Anus geschlossen

Abb. A3
Der Parasympathikus schließt das Rektum und öffnet den Anus, wodurch die Ausscheidung ermöglicht wird.
Ein entspannter Zustand erleichtert den Stuhlgang.
Der Sympathikus entspannt das Rektum und schließt den Anus, wodurch es z. B. zu Verstopfung kommen kann.

Die Blase ist ein Hohlorgan, das von einem Schließmuskel geschlossen wird. Wenn sich der Körper entspannt (Parasympathikus), zieht sich die Blase zusammen, während sich der Schließmuskel öffnet und die Blase entleert wird. Bei vielen Blasenproblemen ist der Sympathikus zu aktiv, wodurch die Öffnung gehemmt und gleichzeitig die Kontraktion der Blase verhindert wird. Es kommt zu häufigem Wasserlassen, wobei jeweils nur sehr wenig Harn ausgeschieden wird. Es kommt zu einem Druckgefühl aufgrund der gedehnten und vollen Blase, die sich nicht richtig entleeren kann.

Auch die Sexualfunktionen werden vom autonomen Nervensystem gesteuert. Zur Erektion kommt es dadurch, daß der Parasympathikus die Gefäßenden erschlaffen läßt, so daß Blut in die Schwellkörper des Penis einströmen kann. Der Orgasmus wird durch sympathische Steuerung ausgelöst, die gleichzeitig den Blutstrom durch die Arterie einschränkt. Männer, die sich aus unterschiedlichen Gründen nicht entspannen können, können impotent werden. Wenn der Sympathikus übermäßig stimuliert wird, kann es zum vorzeitigen Orgasmus kommen. Dies ist der Grund, warum bei den traditionellen Sexualpraktiken das Vorspiel, das zu einer tiefen Entspannung führt, eine so wichtige Rolle spielte. Wenn sich eine Frau nicht entspannen kann, scheiden ihre Drüsen kein Schleimsekret ab. Dadurch kann es zur Frigidität und zu Orgasmusschwierigkeiten kommen (Abb. A4).

Atmung

Die Atmung, bei der die Sinne und das Energiesystem zusammenwirken, ist eine weitere Aktivität, die vom autonomen System beeinflußt wird. Eine gleichmäßige Atmung, verbunden mit einer guten Sauerstoffaufnahme und einer rastlosen Ausscheidung von Kohlendioxid, beeinflußt den Grad des Gleichgewichts zwischen den beiden autonomen Systemen.

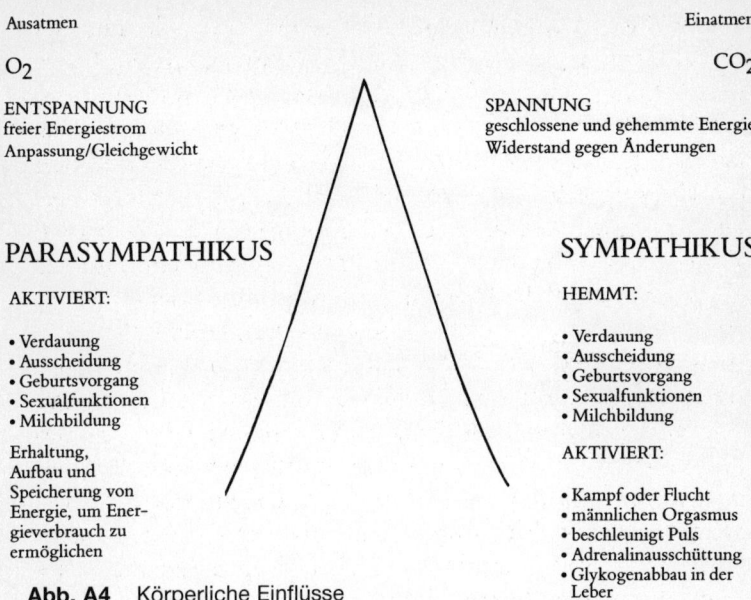

Ausatmen

O_2

ENTSPANNUNG
freier Energiestrom
Anpassung/Gleichgewicht

PARASYMPATHIKUS

AKTIVIERT:

• Verdauung
• Ausscheidung
• Geburtsvorgang
• Sexualfunktionen
• Milchbildung

Erhaltung,
Aufbau und
Speicherung von
Energie, um Ener-
gieverbrauch zu
ermöglichen

Einatmen

CO_2

SPANNUNG
geschlossene und gehemmte Energie
Widerstand gegen Änderungen

SYMPATHIKUS

HEMMT:

• Verdauung
• Ausscheidung
• Geburtsvorgang
• Sexualfunktionen
• Milchbildung

AKTIVIERT:

• Kampf oder Flucht
• männlichen Orgasmus
• beschleunigt Puls
• Adrenalinausschüttung
• Glykogenabbau in der
  Leber

Abb. A4   Körperliche Einflüsse

Eine unregelmäßige oder flache Atmung verursacht einen An-
stieg des Kohlendioxidgehalts im Blut, wodurch wiederum
der Säurespiegel des Blutes steigt und ein Zustand erhöhter
Spannung hervorgerufen wird. Diese Faktoren führen gemeinsam zu einer Überaktivierung des Sympathikus mit
allen Begleiterscheinungen. Ein hoher alkalischer Blutwert,
der viel seltener auftritt, kann ebenfalls zu einer Überaktivität
des Sympathikus und zu Herzklopfen führen (Abb. A5).

Alle Entspannungs- und Meditationsübungen beinhalten
auch Atemtechniken. Tiefatmung und gute Sauerstoffversorgung stimulieren die parasympathischen Sinne und regeln
die sympathischen Sinne. Man fühlt sich nach solchen Übungen ruhig und revitalisiert, weil die parasympathische Wirkung in Richtung der Erhaltung, Sammlung und Speicherung
von Energie gelenkt wird. Die sympathischen Aktivitäten wer-

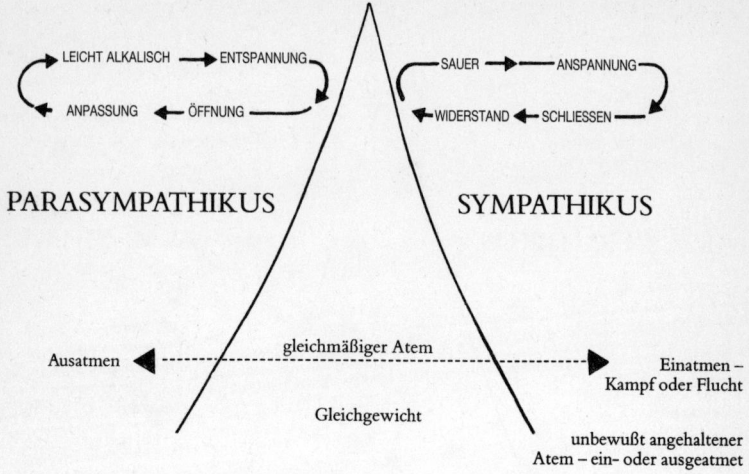

Abb. A5 Atmung und autonomes Nervensystem

den durch Beeinflussung des Glykogenstoffwechsels in der Leber mehr in Richtung der Aufschließung und Nutzbarmachung von Energie gelenkt. Wenn der Sympathikus ein Übergewicht gegenüber dem Parasympathikus hat, wird ständig Energie verbraucht, ohne wieder ergänzt zu werden, wodurch man sich ermüdet, ausgebrannt und erschöpft fühlt. Wenn aber das autonome Nervensystem im Gleichgewicht ist, sammelt der Parasympathikus Energie, während der Sympathikus sie steuert und verbraucht, wodurch ein energetisch aufgeladener und zugleich entspannter Zustand entsteht. Wenn der Parasympathikus übermäßig stimuliert wird, wird der Überschuß automatisch auf den Sympathikus übertragen, der Extremzustände regelt. Dieser Zustand wird in der Regel künstlich durch Drogen und durch Reaktionen auf Extremsituationen hervorgerufen. Das Ergebnis ist eine weitere Schwächung des Parasympathikus und ein unwirksamer, noch stärker schwächender Versuch des Sympathikus, die Funktionen des Parasympathikus zu übernehmen. Wenn dies geschieht, tritt bei dem Betreffenden in der Regel eine schwere degenerative Krankheit auf, wie z. B. Multiple Sklerose, Parkinson-Krankheit oder Krebs. Dieser Zustand kann auch durch Schockwirkung aufgrund eines Unfalls oder schwerer Verbrennungen eintreten.

Bewußtes Anhalten des Atems bei Yoga- oder Meditationsübungen versorgt den Körper oder das Nervensystem mit Sauerstoff und hilft uns, die Kontrolle über einige der autonomen Funktionen zu gewinnen. Wenn der Atem aufgrund unbewußter, unregelmäßiger oder flacher Atmung angehalten wird, sinkt unser Sauerstoffvorrat auf ein gefährlich niedriges Niveau. Wenn dieser Zustand längere Zeit anhält, tritt der Überlebensmechanismus des Körpers in Funktion, der sympathisch gesteuert ist und als Alarmsystem dient, das unsere Atmung in Gang setzt. Bei diesem Vorgang beschleunigt sich der Pulsschlag, und Adrenalin wird ins Blut ausgeschüttet, wodurch zusätzliche Sympathikusaktivitäten ausgelöst werden.

Bei der normalen Atmung oder bei speziellen Atemübungen hat das Einatmen mehr mit Anspannung, Vorbereitung und Beschleunigung zu tun. Das Ausatmen ist mit Entspannung, Beruhigung und Verlangsamung verbunden. Insgesamt beeinflussen unsere Atemgewohnheiten das Gleichgewicht und die Funktion des autonomen Nervensystems und der zugehörigen Sinne.

Denken, Wahrnehmung und Verhalten

Der Zustand des autonomen Nervensystems beeinflußt unsere Körperfunktionen und steht in einer direkten Beziehung zu allen anderen Formen emotionellen, intellektuellen, psychischen, verhaltensmäßigen, wahrnehmungsmäßigen und

spirituellen Ausdrucks. Im Mutterschoß erfahren wir fast
ausschließlich den »Parasympathikus-Sinn«, da wir alle Reize
als undifferenziertes Ganzes empfangen. Wir beginnen den
sympathischen Sinn stärker zu entwickeln, wenn wir aus
dem Mutterschoß herausgetreten sind.

Die sympathische Empfindlichkeit hängt mit unseren konditionierten Reaktionen und unserer Fähigkeit zusammen,
sensorische Unterscheidungen zu treffen. Sie neigt dazu, die
Dinge analytisch zu zerlegen, sie getrennt und unzusammen-
hängend zu machen. Bei dieser Wahrnehmungsart prüfen,
unterscheiden und bewerten wir, was wir sehen. Wir bezeichnen die Begebenheiten als gut oder schlecht, und wir
entscheiden, was wir mögen oder nicht mögen, was wir wollen oder nicht wollen.

Wenn der Parasympathikus stärker stimuliert ist, erleben
und erfahren wir die Phänomene räumlich, in einer Gesamt-
perspektive und im Zusammenhang der Ganzheit. Wir integrieren die Bestandteile unserer Umgebung und nehmen sie
in ihrem wechselseitigen Funktionszusammenhang wahr.
Wir sehen die Umstände von Erfolg und Scheitern, Glück
und Traurigkeit, Krankheit und Gesundheit, Liebe und Haß
als zwei untrennbare Seiten einer einzigen Münze, die wir die
Erfahrung des Lebens nennen.

Im Körper wirkt der Sympathikus als Schutzreaktion, der
Reize prüft und steuert, bis der tiefere parasympathische
Sinn sich an sie anpassen kann. Wenn dem tieferen parasympathischen Sinn die Anpassung nicht gelingt, treten die ober-
flächlichen sympathischen Reaktionen in Aktion, um den
Reiz zurückzuweisen. Anhaltende Überreizung dieser Schutz-
reaktionen aufgrund körperlicher Ungleichgewichte äußert
sich in betont disharmonischen Persönlichkeits- und Verhal-
tenszügen. Dies führt zu einer ausgeprägten Schutz- und Ver-
teidigungshaltung. Es wird schwierig, andere Gedankengänge
als die eigenen anzuerkennen. Man möchte, daß alles den ei-

genen Vorstellungen entspricht, und man fühlt sich unbehaglich in einer Umgebung, die man als fremd empfindet. Es fällt einem schwer, sich auf die Forderungen der sich wandelnden Umgebung einzustellen und sie zu bewältigen.

Wenn der Parasympathikus richtig funktioniert, wirkt er mit dem Sympathikus in der Weise zusammen, daß wir uns an Reize aus der Umgebung anpassen und diese in unser Sein integrieren können. Wenn die Zweige des autonomen Nervensystems harmonisch arbeiten, entsteht eine Haltung der Akzeptanz ohne Erwartungen. Ein sich im Gleichgewicht befindendes autonomes Nervensystem erlaubt es uns, uns zu entspannen und verleiht uns die Fähigkeit, uns ständig an die laufenden Veränderungen in der uns umgebenden Welt anzupassen.

Wie oben gesagt, beobachtet ein Mensch mit dominierendem Sympathikus (was in der heutigen Gesellschaft die Regel ist) die Dinge aus der Nähe, zerpflückt sie und konzentriert sich auf Details. Beim Erlernen des Shiatsu z. B. interessieren sich die Schüler zuerst für Punkte und Meridiane. Sie lernen das ganze Detailwissen auswendig und übersehen dabei häufig die Funktion des Ganzen. Bei der Betrachtung eines Gemäldes beurteilt dieser vom Sympathikus beherrschte Mensch den Pinselstrich, kritisiert die Farbgebung und schätzt den Geldwert ab. Ein parasympathisch orientierter Mensch geht einen Schritt zurück und betrachtet das Gemälde als Ganzes; er spürt der Intention des Künstlers nach und empfindet, was ausgedrückt wird.

Es ist kein Zufall, daß Menschen, die sich mit parasympathikus-orientierten Methoden wie Yoga, Meditation und Shiatsu befassen, häufig ganz plötzlich ihre Lebensanschauung und ihren Lebensstil ändern. Ihrer Umgebung erscheinen sie gelassener und ruhiger. Sie fühlen sich zu einer natürlicheren Ernährung, Musik und Umgebung hingezogen, weil ihr Gespür für die Natur wächst. Sie erscheinen fröhlicher und glücklicher und neigen im alltäglichen Leben eher den einfachen Dingen zu.

Ein Gleichgewicht zwischen sympathischen und parasympathischen Reaktionen ist ein natürlich integrierter Aspekt unseres Wachstums, unserer Erfahrungen und der Beziehungen zu unserer Umgebung. Wenn diese Reaktionen aber zu einem chronischen Ungleichgewichtssyndrom werden, verlieren wir die Ganzheit und Qualität unseres Lebens. Unser Blick fixiert sich auf die Ergebnisse unseres Tuns, und wir werden unfähig, den Reichtum der Erfahrungen während dieses Tuns zu schätzen. Wir werden frustriert und können es nicht erwarten, »dort zu sein«, und wir sind unfähig, »hier zu sein«. Wir sehen nur die Schönheit der Blüte, ohne den Zusammenhang mit der Wurzel, dem Stengel und den Blättern zu sehen, die sie erst hervorbringen.

Das Studium der Naturwissenschaft zeigt uns im Verein mit der alten Philosophie, daß alles als ein Ganzes existiert und funktioniert; alle Phänomene werden von einem Gewebe aus Schwingungen und Energie geschaffen und durch dieses verbunden. Das Gleichgewicht des autonomen Nervensystems gibt uns diese absolute Wahrnehmung und die Erkenntnis, daß alle Dinge in der Natur zusammenarbeiten. Es hält bei unserer Tätigkeit in dieser relativen Welt die Verbindung zu unserer Quelle und unserem Ursprung aufrecht (Abb. A6).

Geist und Verstand

Geist und Verstand tendieren zur Zusammenarbeit mit dem Sympathikus. Wenn immer extremere Zustände auftreten, erzeugen sie eine trennende, einseitige Denkhaltung. Der Verstand neigt natürlicherweise dazu, Urteile zu fällen und ausschließliche Anschauungen zu bilden. Dies beginnt auf

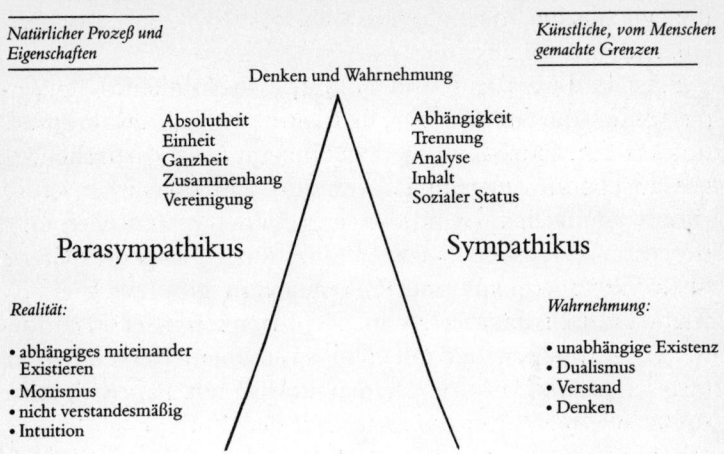

Natürlicher Prozeß und Eigenschaften

Denken und Wahrnehmung

Künstliche, vom Menschen gemachte Grenzen

Absolutheit
Einheit
Ganzheit
Zusammenhang
Vereinigung

Abhängigkeit
Trennung
Analyse
Inhalt
Sozialer Status

Parasympathikus

Sympathikus

Realität:

• abhängiges miteinander
  Existieren
• Monismus
• nicht verstandesmäßig
• Intuition

Wahrnehmung:

• unabhängige Existenz
• Dualismus
• Verstand
• Denken

Abb. A6 Denken und Wahrnehmung

der persönlichen Ebene und kann im Extremfall ganze Gesellschaften und Kulturkreise umfassen. Diese Tendenz kommt in unserem modernen Wirtschaftssystem, dem Bildungssystem und den religiösen Anschauungen zum Ausdruck.

Der extrem einseitig entwickelte Verstand bewirkt das kleine »Ich«-Bewußtsein. Er schafft die Illusion der Unverbundenheit mit anderen und des Kampfes um das Überleben. Er schafft künstliche Grenzen und die territoriale Trennung von Völkern und Ländern. Das Ergebnis dieser Extremhaltungen ist, daß sich der Mensch von seiner sehr ursprünglichen Beziehung zur Natur gelöst hat, weil er der Notwendigkeit zu unterliegen glaubt, seine Umwelt beherrschen zu müssen. Dies hat ihn dazu getrieben, unsere natürlichen Energievorräte zu mißbrauchen und auszubeuten und die Qualität des Bodens, des Wassers, der Luft und der Energiequellen zu zerstören, auf die unsere Gesellschaft zu ihrer Selbsterhaltung lebensnotwendig angewiesen ist.

Geist und Verstand sind nützliche Instrumente, die wir brauchen, um die Welt um uns genießen und erfahren zu können. Sie führen uns jedoch in eine unrealistische Lebensanschauung, wenn wir sie zur alleinigen Erkenntnisgrundlage machen. Dem heutigen gebildeten Menschen fällt es schwer einzusehen, daß es eine höhere, angemessenere Weise des Erkennens und Wahrnehmens gibt. Diese erlangen wir durch das, was man Nicht-Denken oder Intuition nennt. Intuition hängt mit dem autonomen Nervensystem zusammen und erfordert einen kraftvollen Parasympathikus.

Umwelteinflüsse

In unserer heutigen Umwelt gibt es viele Reize, die den Sympathikus und die zugehörigen Sinne ständig übermäßig belasten, wodurch der Parasympathikus und seine Sinne geschwächt und gelähmt werden.

Grelles Kunstlicht, laute mechanische Geräusche, das Läuten der Telefone und Stimmenwirrwarr versetzen uns unterschwellig ständig in Alarmstimmung, wodurch eine dauernde Überreizung des Sympathikus entsteht. Autofahren, insbesondere im dichten Verkehr oder mit hoher Geschwindigkeit, der Lärm von Hupen, dröhnenden Lastwagenmotoren und quietschenden Bremsen schaffen einen Zustand höchster Anspannung und der Verteidigungsbereitschaft. Diese Bedingungen führen zu einer chronisch erhöhten Sekretionstätigkeit der Nebennieren, zu einer Beschleunigung des Pulses und Verdauungsstörungen, weil sie direkt den Sympathikus stimulieren und den Kampf- oder Fluchtmechanismus auslösen.

Neonlicht, Kunstfaserkleidung, Klimaanlagen, Elektrogeräte und unsere sonstige Technik fordern ständig ein Ungleichgewicht der Reaktionen des Nervensystems heraus.

Die technisierte Umwelt schafft einen Überschuß an positiven Ionen. Dies stört die natürlich ausgewogene Polarität unserer inneren und äußeren elektrischen Umgebung. Diese Situation wirkt sich nachteilig auf die biologischen Funktionen unseres Organismus aus und lähmt die Fähigkeit des Parasympathikus, Energie zu sammeln und zu speichern.

Interessanterweise besteht in einer lebensfreundlichen Umgebung ein leichter Überschuß von positiven Ionen ähnlich dem leichten Übergewicht des Parasympathikus und der leicht alkalischen Blutreaktion des gesunden Menschen. Wenn wir die Wechselzusammenhänge dieser grundlegenden Gleichgewichtsvorgänge erkennen wollen, müssen wir sie aus einer weiten Perspektive sehen; nur dann ist uns auch der Zugang zu einer wirklich ganzheitlichen Gesundheitspflege offen.

Bei dem Versuch, die fehlende energetische Unterstützung aus der künstlichen Umwelt auszugleichen, erschöpft der Körper und insbesondere das Nervensystem, im Kampf um die Erhaltung der Funktionstüchtigkeit, seine Energie und Energiereserven. Zu dieser Energieerschöpfung kommt es, wenn die Funktionen der Energieaufnahme und Energieergänzung langsamer werden und atrophieren. Dies ist der Grund, warum sich Menschen, die bei Neonlicht und in hermetisch dichten Räumen arbeiten, sich »ausgebrannt« oder »geladen« (statt aufgeladen) fühlen und in einen hyperaktiven (oder hyperdeprimierten) Streßzustand geraten. Der Sympathikus gerät bei seinen Kompensationsversuchen in eine Hyperaktivität, während der Parasympathikus bei seinem Versuch, sich auf die Umweltreize einzustellen, immer schwächer wird. Paradoxerweise arbeiten die meisten der heutigen Krankenhäuser und Kliniken genau unter diesen Bedingungen, die Mißbefinden, Krankheit und Streß erzeugen.

Ernährung, Anpassung und der Ursprung der modernen Probleme

Die Ernährungsgewohnheiten sind ein Schlüsselfaktor für die Aufrechterhaltung des Gleichgewichts zwischen allen äußeren und inneren Systemen. Das chemische und hormonelle Gleichgewicht, das Gleichgewicht des Nervensystems, das Säuren-Basen-Gleichgewicht, das Gleichgewicht zwischen Kohlendioxid und Sauerstoff und die jeweiligen Wechselwirkungen mit dem Gleichgewicht zwischen positiven und negativen Ionen und mit allen sonstigen Umwelteinflüssen werden durch die Wahl, die Qualität und die Zubereitung unserer täglichen Nahrung beeinflußt. Das Ergebnis unserer Nahrungsverwertung (Verdauung, Umwandlung und Stoffwechsel) schafft, beeinflußt und reguliert das Verhältnis der übrigen Aktivitätsebenen zur Gesamtverfassung und zum Gesamtausdruck des menschlichen Lebens. Dies betrifft u. a. Anatomie, Physiologie, emotionelle und spirituelle Entwicklung, Wahrnehmung und Umwelt.

Vollkornprodukte, Hülsenfrüchte, Rohgemüse und Meerespflanzen, deren ausgewogene Zusammensetzung mit unserem Erbgut harmoniert, bilden in allen Kulturen der Geschichte die Grundlage der Ernährung.

Jahrtausendelang war es den Menschen ein Bedürfnis, sich bei ihrer Ernährung nur von ihrer Eingebung und Intuition leiten zu lassen. Als die Menschheit diese natürliche Ernährungsweise aufgab, entstand die moderne Gesellschaft mit der Vielzahl ihrer Probleme und ihren unvollständigen Auffassungen. Heute, da sich der Kreis wieder schließt, beginnen unsere Wissenschaftler, Ärzte und Behörden zu entdecken, daß eine Diät auf der Grundlage dieser traditionellen Speisen für unsere körperliche, seelische und verhaltensmäßige Gesundheit eine entscheidende Rolle spielt.

Durch die heutigen Eßgewohnheiten werden die Grundstoffe, die für Wiederaufbau und Erhaltung des Körpers benötigt werden, entweder in nicht ausreichendem Maße oder im Überfluß in einer Form zugeführt, die die verwertenden Systeme belastet oder zugrunde richtet. Die Aufnahme schwerer tierischer Speisen, cholesterinreicher gesättigter Fette und raffinierter, devitalisierter Speisen wird heute für eine Unzahl degenerativer Krankheiten verantwortlich gemacht. Mit der Zeit wird schließlich auch die moderne Naturwissenschaft entdecken, daß alle die epidemischen Krankheiten, die unsere moderne Gesellschaft heimsuchen, ganz einfach durch eine angemessene Diät verhütet werden können.

Wenn wir erkannt haben, wie unsere Ernährung unseren Körper beeinflußt, verstehen wir auch, wie wir das sympathische System und seine zugehörigen Ausdrucksformen chronisch überreizt haben.

Tierische Speisen erzeugen im Körper eine übermäßig zusammenziehende ($\triangle$) *Yang*-Tendenz, die den Strom der Energien und Körperflüssigkeiten wie z. B. des Blutes hemmt, und beim Verdauungs- und Stoffwechselprozeß hinterlassen tierische Speisen im ganzen Körper toxische Nebenprodukte. Unverdauliche, unverwertbare Fette und Cholesterin verstopfen den Körper auf allen Ebenen, von der Zelle über das Organ bis hin zu den Reaktionen und zum Denken. Sie schaffen die Grundstimmung einer Kampfsituation, so daß die sympathikusgesteuerten Überlebensmechanismen ein immer stärkeres Übergewicht bekommen. Ein zusätzliches Problem, das aus dem Verzehr tierischer Speisen entsteht, ist die Übersäuerung des Blutes, die ständig den Sympathikus aktiviert.

Raffinierte, devitalisierte und chemisierte Speisen schaffen eine extreme ($\triangledown$)*yin*- oder Ausdehnungstendenz im Körper, die den Fluß und die Weiterleitung der Energien behindert, die der Körper für seine Funktionen braucht. Infolge der regelmäßigen Aufnahme dieser Speisen sinkt unsere gesamte

Kraft und Widerstandsfähigkeit auf allen Ebenen, von den
Zellwänden bis zu unserer Fähigkeit, uns im alltäglichen
Leben anzupassen. Diese Speisen bewirken eine gravierende
Schwächung der Kraft und Konstitution unserer Organe und
eine Devitalisierung unserer Körpergewebe und Flüssigkeiten. Raffinierte, denaturierte Speisen erzeugen überschüssi-
gen Schleim, der verstopfend wirkt, und sie führen ähnlich
wie die yang-(△)Extreme am anderen Ende der Skala zu einer
Übersäuerung des Blutes.

Vollwertprodukte dagegen stehen in vollkommener Harmonie mit den Verdauungs-, Resorptions- und Stoffwechsel-
prozessen und hinterlassen keine toxischen Rückstände.
Wegen der Kompatibilität von Getreidespeisen mit den kom-
plexen Euergieumwandlungsmechanismen des Verdauungstrakts liefern diese Speisen einen ständigen Strom von Energie, und zwar praktisch ohne Abfallprodukte. Getreide und
Hülsenfrüchte, insbesondere fermentierte Soja-Erzeugnisse,
versorgen den Körper mit leicht umwandelbaren Eiweißen
für den Wiederaufbau von Zellen, Gewebe und Muskeln. Sie
hinterlassen keinerlei nierenbelastendes Ammoniak oder
Säurerückstände, wie Nebenprodukte tierischer Ernährung.
Es gibt heute Forscher, die die Rückstände aus tierischer
Ernährung im Körper in einen Zusammenhang mit der Bildung von Tumoren und Krebszellen bringen.

Vollwert-Kohlehydrate, ein integraler Bestandteil nicht-
denaturierten Getreides, werden im Körper in Verbindungen
umgewandelt, die die Funktion unseres Gehirns stimulieren.
Unvollständige, verarbeitete Kohlenhydrate (raffinierter Zuk-
ker, Honig, Maissirup usw.) können die notwendigen Auf-
baustoffe für diese Verbindungen nicht liefern. Dieser Mangel
kann zu Lern- und Gedächtnisschwäche sowie zu emotiona-
len/verhaltensmäßigen Problemen führen.

Der Ernährung kommt eine Schlüsselfunktion für das
körperliche, geistige und seelische Gleichgewicht zu. Sie ist

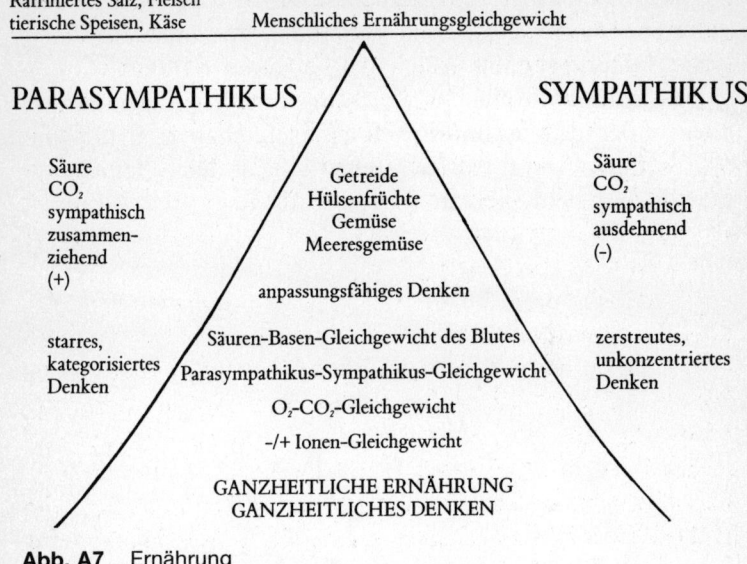

Raffiniertes Salz, Fleisch
tierische Speisen, Käse   Menschliches Ernährungsgleichgewicht

PARASYMPATHIKUS   SYMPATHIKUS

Säure
CO_2
sympathisch
zusammen-
ziehend
(+)

Getreide
Hülsenfrüchte
Gemüse
Meeresgemüse

Säure
CO_2
sympathisch
ausdehnend
(-)

anpassungsfähiges Denken

starres,
kategorisiertes
Denken

Säuren-Basen-Gleichgewicht des Blutes
Parasympathikus-Sympathikus-Gleichgewicht
O_2-CO_2-Gleichgewicht
-/+ Ionen-Gleichgewicht

zerstreutes,
unkonzentriertes
Denken

GANZHEITLICHE ERNÄHRUNG
GANZHEITLICHES DENKEN

Abb. A7   Ernährung

Makrobiotischer Standard-Diätplan

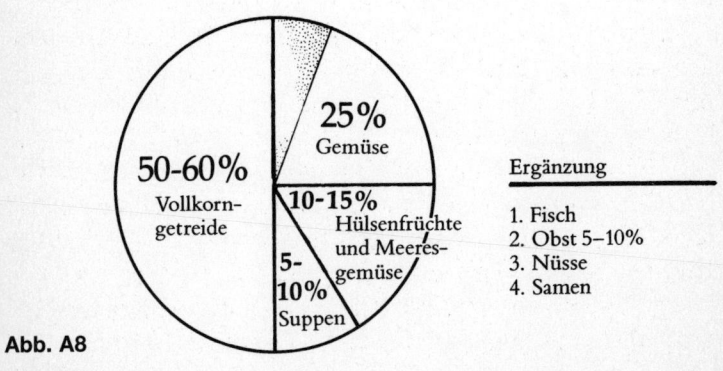

50-60%
Vollkorn-
getreide

25%
Gemüse

10-15%
Hülsenfrüchte
und Meeres-
gemüse

5-10%
Suppen

Ergänzung

1. Fisch
2. Obst 5–10%
3. Nüsse
4. Samen

Abb. A8

deshalb von so überragender Bedeutung für uns, weil sie voll und ganz unserer eigenen Entscheidung und unserem freien Willen unterliegt (Abb. A7).

Die makrobiotische Standard-Diät entspricht den Forderungen der durchschnittlichen menschlichen Konstitution. Schwankungen und Abweichungen sind je nach den individuellen Gegebenheiten zu berücksichtigen.

Informationen für den Leser

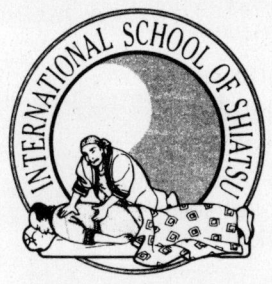

SAUL GOODMAN
10 SOUTH CLINTON STREET
SUITE 300
DOYLESTOWN, PA
18901
USA
TEL.: (215) 340-91 18
FAX: (215) 340-91 81

Unter den folgenden Anschriften erhalten Sie Informationen über Kurse der Internationalen Shiatsu-Schule nach Saul Goodman. Der Autor hält dort auch selbst regelmäßig Kurse ab (mit deutscher Übersetzung). Einige der hier genannten Institute bieten auch Shiatsu-Ausbildungsprogramme an.

International School of Shiatsu
c/o International Macrobiotic Institute
CH-3723 Kiental
Tel.: (033) 676 26 76
Fax: (033) 676 12 41

International School of Shiatsu
c/o Thomas Prett
Lagergasse 98, A-3820 Graz
Tel./Fax: (0316) 97 42 14

Europäisches Shiatsu Institut Heidelberg
Anna Christa und Bernd Endrich
Bergheimer Straße 147
69115 Heidelberg
Tel.: (0 62 21) 18 40 65
Fax: (0 62 21) 16 40 76

Institut für Shiatsu und Orientalmedizin
Karin Kalbanter-Wernicke
Alte Dorfgasse 13
65239 Hochheim
Tel.: (0 61 45) 5 26 73

Schule für Shiatsu Berlin – Düsseldorf
Elli Mann-Langhof
Wilhelmsaue 11
10715 Berlin
Tel.: (030) 8 73 44 04

Schule für Shiatsu Hamburg
Wilfried Rappenecker
Oelkersallee 33
22769 Hamburg
Tel.: (040) 4 30 18 85

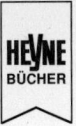
HEYNE BÜCHER

Yoga

Harmonie von Körper, Geist und Seele

Satya Singh
Das Kundalini Yoga-Handbuch
Für Gesundheit von Körper,
Geist und Seele
08/9342

Christopher S. Kilham
Lebendiger Yoga
Das Profi-Buch zu den fünf
›Tibetern‹ von Peter Kelder
08/9712

Susi Rieth
Die 7 Lotus-Blüten
Verjüngungsübungen
vom Dach der Welt
08/5177

Susi Rieth
Yoga-Heilbuch
Schmerzen besiegen
ohne Medikamente
08/5310

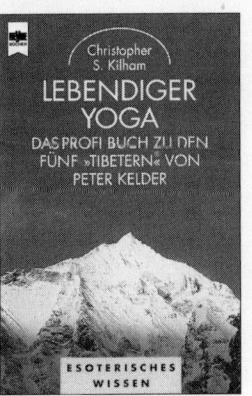

08/9712

HEYNE-TASCHENBÜCHER

Daniel Agustoni
Craniosacral-Rhythmus
Praxisbuch zu einer sanften Körpertherapie
Mit einem Vorwort von Ruediger Dahlke

224 Seiten mit 90 s/w-Fotos und zahlreichen
Abbildungen und einem Faltblatt mit
Behandlungsablauf zum Herausnehmen,
Festeinband, ISBN 3-89631-278-2

Das praktische Standardwerk informiert in Wort
und Bild über die Entwicklung, Wirkungsweise
und die grundlegenden Techniken der subtilen
und heilungsfördernden Craniosacral-Therapie.
Selbstbehandlungsmethoden und geführte
Meditationen tragen dazu bei, Anspannung
und Entspannung in einem gesunden Maße
auszubalancieren.
Schritt für Schritt führt Daniel Agustoni in die
Craniosacral-Therapie ein und erschließt so
für Laien und Therapeuten zugleich das ungeheure
Heilungspotential dieser Methode.
Mit einem Behandlungsprotokoll sowie einem
herausnehmbaren Faltblatt mit
Behandlungsabläufen.

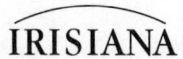

IRISIANA